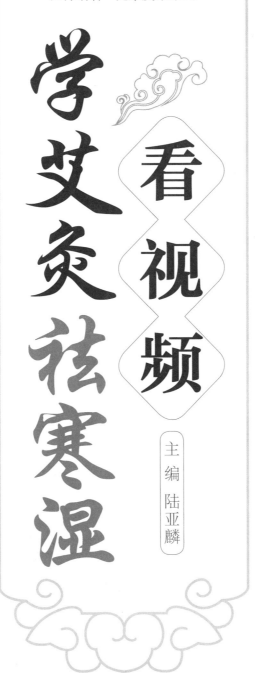

汉竹编著·健康爱家系列

学艾灸祛寒湿

看视频

主编 陆亚麟

江苏凤凰科学技术出版社

全国百佳图书出版单位

·南京·

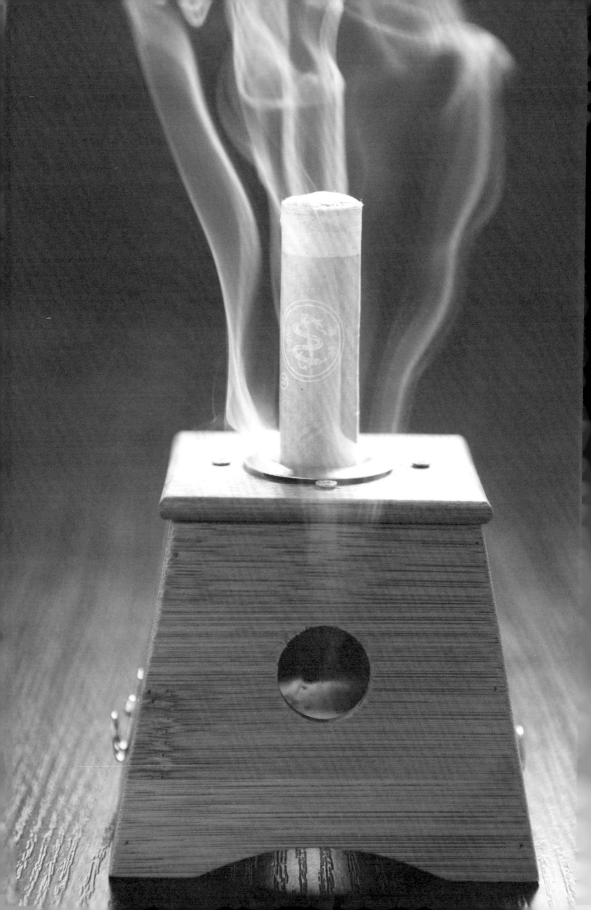

导读

穴位找不准、艾灸方法不对怎么办？

冬天总是感冒，艾灸可以防治吗？

艾灸出现水疱，这是正常现象吗？该继续灸还是马上停止？

……

俗话说"家有三年艾，郎中不用来"。一团艾草，一个穴位，每天坚持十几分钟，艾的温煦可以祛除身体的寒湿，让生命力更旺盛，身体更健康。

不少人常常苦恼，艾灸时取穴找不准。别担心，本书中穴位图和真人操作图一一对应，可帮助你精准定位、快速取穴，而且每个穴位的灸法一目了然，看着视频就能操作，让你一学就会。

本书详细介绍了传统的艾灸操作方法，以及对日常艾灸常见问题的答疑解惑。艾灸中出现了问题总是让人心里没底，书中告诉你哪些情况是正常的，哪些需要调整，让你放心艾灸。书中不仅有感冒、咳嗽、颈椎病、肩周炎、失眠、肥胖等常见病的艾灸疗法，还介绍了不同人群的高发病，如女性的月经不调、痛经等，男性的阳痿、早泄等，儿童的腹泻、便秘等疾病的取穴及操作方法，如何取穴，如何艾灸，一看就懂。

在艾灸之余，本书还提供了与病症相对应的简便食疗方，平时煮粥、泡茶就能防病与养生，与艾灸同用可提高施灸效果。

目录

第一章

居家艾灸从了解这些开始

为什么要学习艾灸 ································· 2
体质寒湿，容易生病 ································· 2
艾祛寒湿，除病保健 ································· 4

居家艾灸，先要掌握这些知识 ············· 6
9种常用的传统艾灸方法 ······················· 6
如何挑选名目繁多的艾灸盒 ··················· 10

这样才能提高艾灸效果 ······················· 11
按顺序艾灸，疗效更显著 ······················· 11
施灸的时间和距离要掌握好 ··················· 12
合适的体位也能提高疗效 ······················· 13
坚持艾灸，疗效才能更持久 ··················· 13

居家艾灸遇到这些问题，看专业医师怎么说 ············· 14
问题1：艾灸对人体有没有副作用 ··················· 14
问题2：艾炷与艾条有哪些区别 ··················· 15
问题3：如何选择好的艾绒和艾条 ··················· 16
问题4：艾灸过程中如何处理晕灸 ··················· 17
问题5：艾灸后第二天嗓子疼怎么回事 ··················· 17
问题6：艾灸后出现水疱怎么办 ··················· 18
问题7：如何艾灸不上火 ··················· 18
问题8：如何选择艾灸祛病穴位 ··················· 19
问题9：艾灸时及艾灸后的注意事项 ··················· 20
问题10：灸剩下的艾条应该如何保存 ··················· 20
问题11：艾灸后怎么处理艾灰较安全 ··················· 21

记住这些，居家艾灸更有效 ——————— 22

影响艾灸疗效的因素 —————————— 22

如何区分艾灸的补法和泻法 ——————— 24

记住这些，居家艾灸更安全 ——————— 25

哪些部位不宜艾灸 —————————— 25

哪些人不能艾灸 ——————————— 25

哪些情况不能艾灸 —————————— 25

给孕妇、老人、小儿艾灸时需要多加注意 —— 26

艾灸后要注意保暖，防止寒邪入侵 ———— 27

艾灸后常通风，不留艾烟味道 —————— 27

铁罐是灭艾火神器 —————————— 27

第二章

艾灸入门，从简单取穴开始

经穴是艾灸起效的关键 ——————— 30

经穴可激发身体自愈力 ————————— 30

艾草可祛寒补阳气，灸穴位可通经络 ———— 31

快速取穴有绝招 ———————————— 32

酸胀、麻木及疼痛是找到穴位的标志 ———— 32

艾灸作用的是一个面，不是一个点 ———— 32

常用的取穴方法 ——————————— 32

受益终身的 12 个保健穴 ——————— 36

百会穴——升阳举陷，益气固脱 ————— 36

大椎穴——清热解表，振奋阳气 ————— 36

中脘穴——温胃散寒，理气止痛 ————— 37

肾俞穴——益肾温阳，填精补髓 ————— 37

关元穴——守住丹田，留住真元 …………………………… 38

曲池穴——清热解表，通利关节 …………………………… 38

神门穴——养心安神，清心泻热 …………………………… 39

足三里穴——健脾和胃，固本培元 ………………………… 39

阳陵泉穴——疏泄肝胆，清利湿热 ………………………… 40

三阴交穴——疏肝理气，调理冲任 ………………………… 40

风门穴——泻热气，疏风邪 ………………………………… 41

脾俞穴——调脾气，化水湿 ………………………………… 41

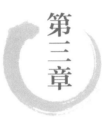

第三章

艾灸祛除常见病，无病一身轻

常见内科病，一灸见效

感冒 ………………………………………… 44

咳嗽 ………………………………………… 46

过敏性鼻炎 ………………………………… 48

肥胖症 ……………………………………… 50

慢性湿疹 …………………………………… 52

便秘 ………………………………………… 55

失眠 ………………………………………… 58

偏头痛 ……………………………………… 60

斑秃 ………………………………………… 62

消化不良 …………………………………… 64

牙痛 ………………………………………… 66

健忘 ………………………………………… 68

神经衰弱 ………………………………… 70

抑郁 ………………………………………… 72

疲劳乏力 ………………………………… 74

艾灸祛除颈肩腰腿痛有疗效

颈椎病 …………………………………… 76

落枕 ………………………………………… 78

肩周炎 …………………………………… 81

强直性脊柱炎 …………………………… 84

腰肌劳损 ………………………………… 86

腰椎间盘突出症 ………………………… 88

坐骨神经痛 ……………………………… 90

足跟痛 …………………………………… 92

类风湿性关节炎 ………………………… 94

常见慢性病艾灸方

慢性支气管炎 …………………………… 96

哮喘 ………………………………………… 98

高血压 …………………………………… 101

糖尿病 …………………………………… 104

心悸 ……………………………………… 106

冠心病 …………………………………… 108

慢性胃炎 ………………………………… 111

荨麻疹 …………………………………… 114

慢性肠炎 ………………………………… 116

慢性肾炎 ………………………………… 118

胃下垂 …………………………………… 120

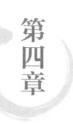

第四章

艾灸祛寒湿，女人常灸气色好

月经不调⋯⋯⋯⋯⋯⋯⋯⋯⋯⋯⋯⋯⋯124

痛经⋯⋯⋯⋯⋯⋯⋯⋯⋯⋯⋯⋯⋯⋯⋯126

习惯性流产⋯⋯⋯⋯⋯⋯⋯⋯⋯⋯⋯129

带下病⋯⋯⋯⋯⋯⋯⋯⋯⋯⋯⋯⋯⋯132

乳腺增生⋯⋯⋯⋯⋯⋯⋯⋯⋯⋯⋯⋯134

外阴瘙痒⋯⋯⋯⋯⋯⋯⋯⋯⋯⋯⋯⋯136

盆腔炎⋯⋯⋯⋯⋯⋯⋯⋯⋯⋯⋯⋯⋯138

子宫肌瘤⋯⋯⋯⋯⋯⋯⋯⋯⋯⋯⋯⋯140

子宫脱垂⋯⋯⋯⋯⋯⋯⋯⋯⋯⋯⋯⋯142

产后缺乳⋯⋯⋯⋯⋯⋯⋯⋯⋯⋯⋯⋯144

产后抑郁⋯⋯⋯⋯⋯⋯⋯⋯⋯⋯⋯⋯146

更年期综合征⋯⋯⋯⋯⋯⋯⋯⋯⋯⋯148

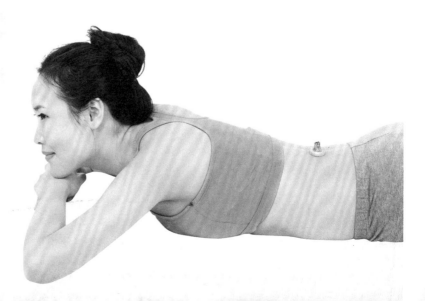

第五章

艾灸赶走虚和寒，男人常灸肾不虚

慢性前列腺炎 —————————— 152

阳痿 —————————— 154

早泄 —————————— 156

不育症 —————————— 158

小便不通 —————————— 160

尿频 —————————— 162

第六章

艾灸绿色安全，小儿常灸身体壮

小儿感冒 —————————— 166

小儿咳嗽 —————————— 168

小儿哮喘 —————————— 170

小儿疳积 —————————— 172

小儿便秘 —————————— 174

小儿腹泻 —————————— 176

小儿多动症 —————————— 178

小儿遗尿 —————————— 180

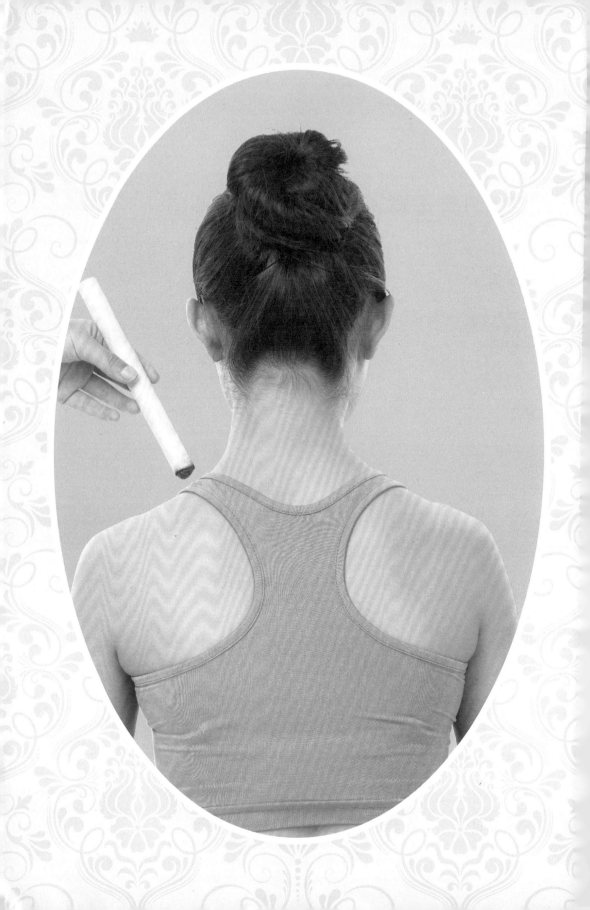

第一章

居家艾灸从了解这些开始

　　艾灸是一种古老的治病方法，以其易学易用，安全有效，应用广泛而流传至今，受到众多患者的青睐。艾灸是通过艾草燃烧产生的热量来刺激体表穴位或特定部位，通过激发气血的活动来调整人体紊乱的生理功能，从而达到防病治病的目的。艾灸不仅能治疗疾病，还能防病强身。学会艾灸，可以帮助自己和家人远离病痛的折磨，给家人带来健康和快乐。

为什么要学习艾灸

　　阳气在人的生命活动中发挥着重大作用，古人养生有"保扶阳气为本"的说法，"阴气未消终是死，阳精若在必长生，故为医者，要知保扶阳气为本"。艾灸强壮元阳、温经散寒、回阳固脱的作用突出，因此是治病保健、强身健体的不二选择。

体质寒湿，容易生病

寒从哪里来

　　寒气是许多疾病产生的根源。如果寒气久存于体内，耗伤阳气，对于男性，会引起阳痿、早泄、滑精等性功能障碍；对于女性，会影响月经甚至生育，更年期后还容易出现骨质疏松等疾病。

保暖不够，让寒气有机可乘

　　寒为冬季主气，在气温较低的冬季，或由于气温骤降，防寒保暖不够，人体常易感受寒邪。另外，淋雨涉水或汗出当风，没有采取保暖措施，人体也会感受寒邪。现代人不良的生活习惯也让寒气有了可乘之机，如夏季从室外高温处突然进入室内有空调的低温环境，会马上感觉发冷，一天数次冷热骤变会引起暑天受寒，也就是古人所说的阴暑病。

过食寒凉会损伤人的阳气

　　万物生长靠太阳，人体的新陈代谢也要依靠阳气。阳气不足几乎成了现代人的通病，这不仅有上面说到的生活习惯等原因，还有平时不良的饮食习惯，比如过食生冷、寒凉食物，如冰激凌、海鲜、冰镇凉菜、冰镇水果等；或在寒冷的冬天吃西瓜、喝冰镇饮料等，从而使得体内寒气加重，此消彼长，导致阳气不足。

外寒内寒相互影响

　　寒有外寒和内寒之分。外寒分为两种：寒邪外袭，伤于肌表，称为"伤寒"；寒邪直中脏腑，伤及脏腑阳气，则为"中寒"。内寒则是机体阳气不足，失去温煦的病理反映。外寒与内寒虽有区别，但它们又是互相联系，互相影响的，阳虚内寒之体，容易感染外寒，而外来寒邪侵入机体，积久不散，又常能损及人体阳气，导致内寒。因此，人体为病多见内外寒邪相合致病，治病亦当内补体内阳气不足，外祛在表之寒。

湿从哪里来

每年农历五月末六月初，是江南地区的梅雨季节，雨水多，温度高，闷热潮湿。有些人会感到头重如裹，精神疲惫；有些人感觉胸闷；有些人关节肌肉酸痛……这些都是湿邪入侵的表现。

南方气候潮湿，容易生湿病

外湿多由气候潮湿或涉水淋雨、居处潮湿等外在湿邪侵袭人体所致。我们平时要注意日常行为，运动出汗后不能直接坐卧地上，淋雨、沐浴后要及时擦干身体，换干爽的衣服，不能穿潮湿的衣物，特别是阴雨天水凉时不能在水中或游泳池长时间浸泡。

脾虚，不能排出体内的湿气

中医认为脾脏能运化水湿，而脾失健运，不能运化精微，以致水湿停聚形成内湿，即所谓"脾虚生湿"。湿为阴邪，易伤阳气，易阻气机，当湿邪侵入体内，会使脏腑气机失常，经络阻滞不畅。人的脏腑中，比较惧怕寒湿的就是脾胃，湿伤脾阳，脾失运化，使水湿内生、停聚，转化为泄泻、水肿、痰饮等病。

外湿内湿互相影响

湿邪也有外湿、内湿之分。一般来说，"外湿"指感受外界湿邪，或因气候潮湿，或感受雾露之邪，致使头重、胸闷、腰酸、肢倦、关节疼痛等。而"内湿"指体内水湿停滞，多由于脾肾阳虚，不能运化水湿所生，常有腹胀、食欲不振、面黄、腿脚水肿等症状发生。

外湿和内湿虽区别明显，但又相互影响。外湿发病，易伤及脾，脾失健运，则湿浊内生；而内湿由于脾虚，脾阳虚损，水湿不化，又易于感受外湿。

寒湿易损人体阳气

湿寒同类，易于结合，多合并为病，易损人之阳气。用自然界类比，小河边的苔藓，凡是长势良好的，一定是在不见或少见阳光的地方，换句话说，就是在阴暗潮湿、寒凉、没有阳光的地方。对人体而言，舌苔白腻，就是典型的寒湿。怎么治疗呢？给足阳光，苔藓自除，人体中当温补阳气以除湿，当然还要利湿。寒湿同为阴邪，阴邪胜必然伤阳，就会出现阴阳不平衡的病理状况，祛寒湿首先要补人体阳气。

艾祛寒湿，除病保健

艾是除寒湿的"纯阳之品"

艾草俗称百草之王，李时珍在《本草纲目》中称："艾叶生则微苦太辛，熟则微辛太苦，生温熟热，纯阳也。可以取太阳真火，可以回垂绝元阳。服之则走三阴，而逐一切寒湿，转肃杀之气为融和。灸之则透诸经，而治百种病邪，起沉疴之人为康泰，其功亦大矣。"

如何挑好艾

艾绒是艾条的主要原材料，艾绒的质量直接影响到施灸的效果，而艾绒的质量与艾叶是新是陈有密切关系。

陈艾要好于新艾

采收一年之内的艾叶称为新艾，它性燥、烟大、味烈、燃烧速度快、火力暴猛，不仅易灼伤皮肤，而且易伤及经脉，耗损元气，不能长期灸用。

李时珍在《本草纲目》中讲："凡用艾叶，须用陈久者，治令细软，谓之熟艾，若生艾灸火，则伤人肌脉。"熟艾就是陈艾，一般存放3年以上者可称为陈艾。陈艾火力温和，温度适中，烟少，渗透性强，热感堆积效果明显。

蕲艾是品质最好的艾叶

艾叶中以蕲艾最好。湖北蕲州北纬30°得天独厚的生长环境，使艾草质量优于其他地区，成为蕲艾产地。李时珍对蕲艾推崇有加，并记录在《本草纲目》中："自成化以来，则以蕲州（蕲春旧称）者为胜，用充方物，天下重之，谓之蕲艾。"这是因为蕲艾挥发油含量高。

6招教你挑好艾

挑选好艾可以从艾绒、颜色、气味、艾火、艾烟、艾灰6方面入手。

	绒 色	
优： 青黄色或金黄色。 **劣：** 黑褐色。		**优：** 细如棉绒，质地纯净，柔软干燥，可捏成型，易燃且中途不易熄。 **劣：** 纤维不清，有杂质，粗硬潮湿，不易捏成型，灸时易熄。
优： 气味清淡，有艾草的芳香。 **劣：** 气味浓烈，刺鼻，有霉味或青草味。	味 火	**优：** 火力柔和，易产生灸感。 **劣：** 火力暴烈，有烧灼感。
优： 燃烧充分，速度均匀，不易掉灰；艾灰发白，细腻。 **劣：** 燃烧不充分，不均匀，易掉灰；艾灰偏黑，粗糙。	烟 灰	**优：** 烟淡白且小，味淡，挥发油少。 **劣：** 烟较浓且大，味重，刺鼻，易发出响声。

艾灸可祛寒湿、通经络

艾灸能改善手脚冰凉、痛经、畏寒、身体乏力等症状，自古以来人们就用艾灸来祛病强身。艾灸对人体的具体好处如下。

艾灸可除阴寒，改善手脚冰凉

阳气对人体有温煦作用，阳气足，手脚就会温暖。一旦阳气不足，人体会出现畏寒、手脚冰凉的症状。艾灸能除阴寒，在艾灸的过程中，火力会逐渐由体外渗透到体内，改善手脚冰凉的症状。阳气足了，寒邪少了，身体也会暖暖的。

艾灸可改善寒湿邪气引起的痛症、腹泻等不适

有的人平时容易腹泻，有的人关节经常酸痛，严重的甚至活动会受限。之所以会出现这样的问题是因为身体阳气不足，寒湿侵袭体内，引起机体各种不适，此时艾灸是较好的调理方法。

艾灸能逐渐驱除体内比较顽固的寒湿邪气，使经络畅通，促进机体气血运行，关节部位会有舒畅感，腹部也会有温热感。

经常乏力、浑身酸痛，可用艾灸畅通气血

有的人由于风、寒、暑、湿、燥、火等外因的侵袭，或长时间伏案工作，致使身体局部气血凝滞，经络受阻，会出现不固定的各部位肿胀疼痛等症状，疼痛的部位还会经常发凉。出现这样的问题表明气血运行状况不好。艾灸的火热之气可促进气血循环，对改善浑身酸痛有很好的效果。

体虚之人常艾灸，可增强身体免疫力

有的人总是没精神，整天神情恍惚，容易感冒咳嗽，比周围人更容易生病。这与阳气虚、气血运行缓慢、滋养作用下降有关。对于这样的人，也可以用艾灸疗法来调理。艾灸能加快气血循环，并充分发挥滋养功效，使人更具活力，精神振奋。

经常艾灸有效穴位能平衡阴阳，防病保健

人体阴阳的平衡是疾病发生和发展的根本，运用艾灸疗法的补泻作用，能达到调和阴阳之功效。灸疗可温阳补虚，灸足三里穴、中脘穴，可使胃气常盛；命门穴为人体真火之所在，为人之根本；关元穴、气海穴为藏精蓄血之所，艾灸上述穴位可使人胃气盛，阳气足，精血充，从而增强身体抵抗力，病邪难犯，达到防病保健之功。

居家艾灸，先要掌握这些知识

9 种常用的传统艾灸方法

　　将艾条的一端点燃，悬于腧穴或患处一定高度上，使热力较为温和地作用于施灸部位，称为悬起灸。悬起灸包括温和灸、回旋灸、雀啄灸，绝大多数疾病都可以用此法。温和灸多用于治疗慢性病，回旋灸和雀啄灸相对于温和灸更适于治疗急性病。

温和灸　温阳祛寒，柔和持续

　　点燃艾条，置于施灸部位之上，距离皮肤 2~3 厘米，起初可以较接近皮肤，等到患者感觉太热时，再适当提高些，并固定在应灸之处，不要移动。灸时患者自觉有一股温热暖流，直达肌肤内部，有温热舒适感觉。施灸时，温热要保持均匀，不要时冷时热，更不要因过热而使患者皮肤灼热致痛。灸治时间每次 15~20 分钟。

用拇指、食指、中指三指夹持住艾条，固定在施灸部位上方，感觉温热不烫为宜，不要移动。

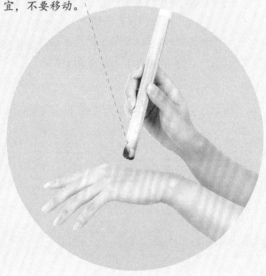

在施灸部位上方水平转圈，不能忽远忽近。

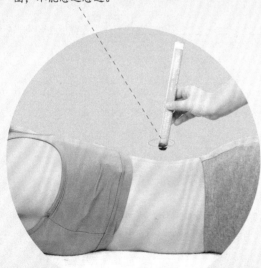

回旋灸　祛风除湿，散寒止痛

　　点燃艾条，对着施灸部位，调节好距离以后，使艾火沿着皮肤表面往复回旋移动，在较大范围内给患者一种舒适温和的刺激。每次灸治时间的长短，可视需要而定。

雀啄灸 **活血通络，温经止痛**

点燃艾条，对着施灸部位，使之接近皮肤，待有温热感后，再提高，一起一落，往返动作，如鸟之啄食。灸治时间短一些，一般 5~10 分钟，此法有兴奋作用。雀啄灸的热感要强于其他悬灸法，所以适用于急症和比较顽固的病症。

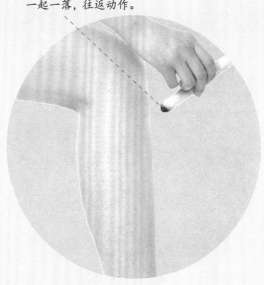

艾条对准施灸部位，一起一落，往返动作。

手工或器具将艾绒制成圆锥状称之为艾炷，将艾炷置于穴位或病变部位上，点燃施灸的方法称为艾炷灸。每燃 1 个艾炷称为灸 1 壮。艾炷灸分为直接灸和间接灸，直接灸分为瘢痕灸和无瘢痕灸，间接灸分为隔姜灸、隔蒜灸、隔盐灸、隔附子（饼）灸。

让艾炷直接在施灸部位燃烧，能使艾的温热之气毫无保留地渗入肌肤，循行于经络之间。

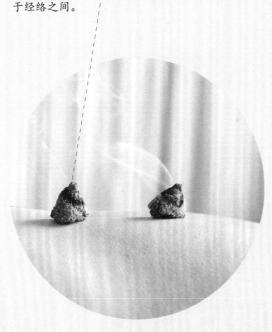

化脓直接灸 **祛寒祛湿**

化脓直接灸是由施灸后局部化脓而得名，又叫瘢痕灸、打脓灸。化脓直接灸可见于《针灸甲乙经》，在唐宋时期非常盛行。

将艾炷直接放在穴位上施灸，待艾火燃至底部，可用镊子压熄再另换艾炷。当艾炷燃着时不要用口吹艾，以免冷热不均，应保持火力。换艾炷时，用消毒棉签轻轻将艾灰扫净，切忌强力抹扫，以免损伤皮肤。灸至预定壮数后（通常为 5 或 7 壮），用消毒纱布盖好灸处，然后用胶布封紧，以防感染。通常灸后局部起一小水疱，在 3~5 天后施灸处开始化脓，1~2 天后结痂，痂脱落后留有瘢痕。故此法又称瘢痕灸，多用于背部或四肢穴位，禁用于面部。

非化脓直接灸 避免留瘢痕

灸前在施灸部位皮肤涂少许油膏，然后将艾炷直接放于穴位上，用火点燃艾炷顶端直到患者有灼热感觉，至患者不能忍受时，压灭或以镊子除去艾炷。灸治完毕后，也可用油剂涂抹所灸部位以保护皮肤。

这种灸法，由于灸后不引起化脓，故称为非化脓直接灸。凡宜用灸法治疗的疾病，都可以使用这种灸法，除规定禁灸部位外，其他部位都可以施行。

施灸时以局部皮肤发红为度，艾灸前后要涂少许油膏以保护肌肤。

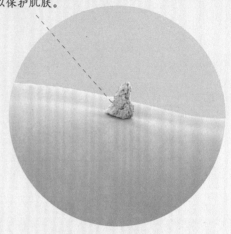

将生姜切成 0.3~0.5 厘米厚的薄片放在穴位上，然后将艾炷放在上面燃烧。

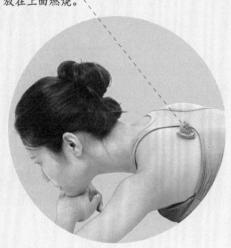

隔姜灸 让温暖透进骨子里

隔姜灸就是在皮肤和艾炷之间隔以姜片而施灸的一种方法。把生姜切成 0.3~0.5 厘米厚的薄片，用牙签扎几个小孔，贴在穴位上，然后把艾炷置于姜片上燃烧，每次以灸至局部皮肤轻度潮红为度。本法多用于虚寒病症，如因寒所致的呕吐、腹痛、虚寒腹泻、关节疼痛等症。

取生附子末，用酒或水调匀搓成约 1 厘米厚的饼状，再将艾炷放置其上燃烧。

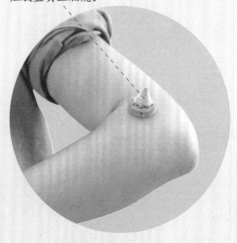

隔附子（饼）灸 补阳气更佳

隔附子（饼）灸是一种在皮肤和艾炷之间隔以中药附子而施灸的一种灸法。隔附子（饼）灸时，取生附子末，用水或酒调匀搓成饼状，约 1 厘米厚覆盖于患处，并置艾炷于附子饼上施灸，以灸至微热为度。注意不要使患者感觉太痛，只要施灸后皮肤微呈红色即可。附子性温，大热，味辛，有温脾壮肾，培补命门的作用，故隔附子灸主治阳痿、早泄或疮疡久溃不敛，宫寒不孕，阴性痛疽等阳气不足之症。

用细盐将肚脐填满，上面再放艾炷燃烧。

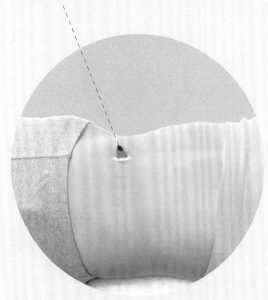

隔盐灸 温中散寒，止痛止泻

隔盐灸，是在肚脐中央凹下处用细盐填满，并在盐上放艾炷施灸。如脐不凹陷或反突出者，用水调面粉，搓成条状围在脐旁四周，再将盐放入面圈内施灸。隔盐灸有回阳救逆的功效，多用于泌尿生殖系统及消化系统疾病，如痛经、尿失禁、尿潴留、胃痛、腹痛、腹泻、呃逆、呕吐等。

隔蒜灸 治疗痈疽更有效

隔蒜灸，又称蒜钱灸，是用蒜作为间隔物施灸的一种灸法。将大蒜切成约 0.5 厘米厚的薄片，铺在穴位上，把艾炷放在蒜片上施灸，灸 3 壮另换蒜片。

疮疡需要大面积施灸者，可以将蒜头捣烂，铺贴于皮肤上施灸，此法多用于疮疡痈疽，有散结排毒的作用。灸时将艾炷置于疮头上施灸，如阴疮漫肿无头（中医名，即疮疡初起，周围都肿起来了，但还没有冒尖化脓）者，则先用湿纸覆于疮上，择其先干处施灸。

将约 0.5 厘米厚的蒜片铺在穴位上，把艾炷放在蒜片上施灸。

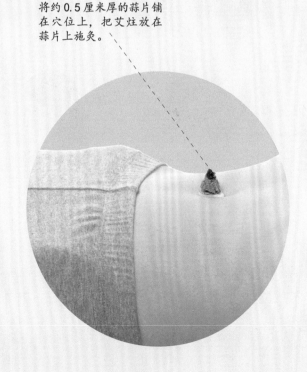

如何挑选名目繁多的艾灸盒

艾灸盒为盛放艾灸的器材，因携带方便、便于存放、体积小而很受欢迎。

艾灸盒按其孔数可分为单孔艾灸盒、双孔艾灸盒、三孔艾灸盒、六孔艾灸盒；也可按施灸部位分为腰部艾灸盒、腿部艾灸盒、背部艾灸盒、腹部艾灸盒等。应根据艾灸部位和操作环境选择适当的艾灸盒，希望可以随时随地艾灸且不影响工作活动的人可选择随身灸，以卧位灸腹部或腰背部为主的人可选用陶制或木制艾灸盒。

小巧轻便随身灸，哪里不舒服灸哪里

随身灸随时随地都能进行艾灸，专为出行设计，方便易携，可温经通络，祛寒通便，对女性痛经、身受风寒等特别适用。随身灸还集防病治病和美容养颜于一体，操作简单，安全又方便。

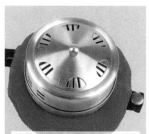

要经常清除灸盒内的艾灰，以保持清洁。

随身灸是一种特制的金属圆筒，外形分筒体和持柄两部分。筒体上下各有多数小孔，小孔可以通风出烟，下孔用以传导温热。内另有小筒一个，可置艾或药物燃烧。

使用时，将艾条插入艾灸盒内固定支架点燃，再将艾灸盒盖上并旋转锁定，然后调节出风口，以控制温度的高低，随后将艾灸盒置入保温袋中，用松紧带固定在患处。

介绍几款日韩灸具

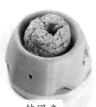

韩国产

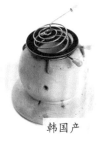

韩国产

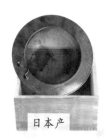

日本产

（1）陶土烧制而成的灸具。分上下两个部分，主要用于胸腹部腧穴的施灸，可以使用艾炷或艾绒。

（2）木质结构，内置陶瓷孔状结构的一种灸具。外周为钢丝结构，可以调节艾炷的燃烧高度，底座宽大，可用于关节等部位的施灸。

（3）不锈钢灸具。网孔大小一致，密度均匀，材质优良耐烧。可放置艾条或艾绒，施灸面积大，保温效果好。

这样才能提高艾灸效果

按顺序艾灸，疗效更显著

当一次艾灸穴位较多时，施灸的顺序就有些讲究，如果艾灸顺序不当，会直接影响治疗效果。故《千金方》上曰："凡灸当先阳后阴，言从头向左而渐下，次后从头向右而渐下，乃先上后下也。"《明堂》也载有："先灸于上，后灸于下，先灸于少，后灸于多。"

先阳后阴	人的身体如何分阴阳呢?《黄帝内经·素问》有云："夫言人之阴阳，则外为阳，内为阴。言人身之阴阳，则背为阳，腹为阴。上阳下阴，左阳右阴，四肢中，手掌连胳膊肚面为阴，足背顺连腿前为阴，反之为阳。"即要先灸背部，后灸腹部。因从阳引阴，使阴平阳秘，而没有亢盛之弊。
先上后下	即先灸头面部和躯干部，后灸四肢部，或先灸头面与胸背部，后灸腹部和下肢部，可以避免面部烘热、咽干口燥等不适之感。
先少后多	即初灸者壮数（灸量）宜先少后多，艾炷宜先小后大，以便被灸者逐渐适应。这是一般施灸常法，但病情有轻重缓急之分，治则有标本缓急之别。因此艾灸时间的长短、刺激量的大小，因人而异，不宜拘泥固定，关键在于辨证论治，灵活运用，才能取得应有的疗效。

施灸的时间和距离要掌握好

艾灸在任何时间都可以进行，没有特别的时间限制。不过，中医认为在季节交替时进行艾灸效果更好。饭前、饭后、晚上一般不适合艾灸。

季节交替之时艾灸疗效更好

季节交替之时，人体的经脉开合、气血流转之势比较强，在这一段时间内借助艾灸的火热之力可进一步促进阴阳互生，使气血旺盛，充分发挥治病防病的效果。为此，不妨在每年的季节交替之时，根据自己身体的实际状况，选择适合艾灸的穴位，每天艾灸一次，从而增强身体的免疫力，预防疾病的发生。

饭前饭后艾灸会影响消化功能

艾灸固然没有时间要求，不过饭前空腹和饭后很饱的情况下并不适宜。空腹时艾灸，容易晕灸，艾灸之后反而不舒服，会有头晕症状。而吃饱后不能艾灸是因为艾灸有行气活血的功效，吃完饭之后人体气血大部分集中在胃部帮助食物消化，这个时候艾灸其他部位，胃的气血就不足了，不仅艾灸效果不明显，而且会影响肠胃对食物的消化。

晚上艾灸不当会影响睡眠

晚上，阳气潜藏，身心宜静，所以一般不适合进行艾灸，以防影响到睡眠，还会伤阴。中医认为人的作息要顺应自然，以保持阴阳平衡，所以晚上艾灸建议选择一些滋阴的穴位和方法。可先泡脚20分钟至身体微微出汗，再搓脚底板50次左右，最后选涌泉穴、太冲穴、太溪穴、三阴交穴各灸10分钟。

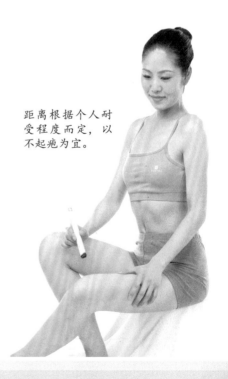

距离根据个人耐受程度而定，以不起疱为宜。

选择合适的施灸距离

悬提艾条施灸时最好距离皮肤2~3厘米，以不引起灼痛感为度。一般来说，距离越远，刺激量越小，效果越弱，需在实践中自行体会，选择合适的施灸距离。

合适的体位也能提高疗效

施灸前必须使患者做到姿势端正，体位舒适，穴位准确。虽然灸疗不同于针刺疗法中移位有折针的危险，但施灸的体位亦不可随便移动，否则有灸盒不稳、倾倒烫伤的风险；穴位不准确，也难以发挥治疗作用。正如《千金方》有云："凡灸法，坐点穴，则坐灸；卧点穴，则卧灸；立点穴，则立灸。须四体平直，毋令倾侧。若倾侧穴不正，徒破好肉耳。"

在做艾灸时，首选平卧位或俯卧位，次之坐位。艾灸 1 个穴位一般需要15~20 分钟，整体操作一般时间较长，长则 1~2 小时，短则 15~30 分钟，舒适的体位是提高艾灸疗效的重要环节。

坚持艾灸，疗效才能更持久

任何事物在修复或者前进的过程中都会出现"假疲劳现象"，比如我们跑步，开始跑得很快，也很好，可是跑着跑着就觉得腿没力气了，跑不动了，可是只要再坚持一下，又会变得很轻快，这种感觉每个人都有。艾灸也是一样的，艾灸的过程中，有几天会觉得特别累，特别想放弃，但只有坚持下去，才能感受到身体的变化，看到一定的疗效。

对于艾灸的效果更是不能着急，需要慢慢来，不能要求艾灸短时间内一定能取得什么样的效果。艾灸可以提高身体免疫力和抗病能力，使五脏六腑阴阳调和，经络通畅，减少得大病的概率，提高身体的综合素质。以平和的心态去艾灸，效果反而更好。

艾灸时间长则 1~2 小时，短则 15~30 分钟，采用卧位比较舒适。

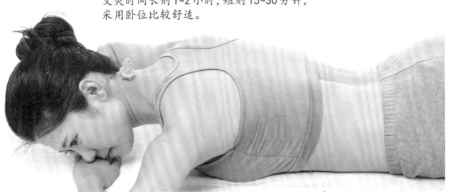

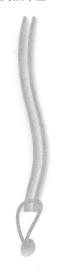

居家艾灸遇到这些问题，看专业医师怎么说

问题1: 艾灸对人体有没有副作用

若是根据病症，找到了适合的艾灸穴位，掌握了正确的艾灸方法，并且灸量适当的话是不会产生副作用的。若是选穴不准确，操作不当，身体可能会产生不适。这种情况下只需要进行适当调整，不适症状就会有所缓解。

另外，开始施灸时也可能会出现发热、疲倦、口干等症状，一般不需顾忌，继续施灸就能消失。之所以会出现这些不适反应，是因为艾灸的热力进入体内，逐渐驱除体内的寒湿邪气，正邪交争，导致邪气外发，从而引起身体某些部位感觉异常，如上火和炎症。艾灸时还要集中精神，以防烫伤。整体而言，艾灸相较其他疗法而言是更安全的治疗方法。

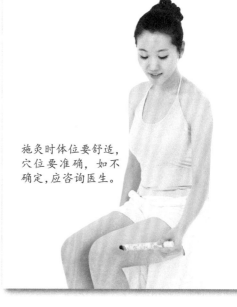

施灸时体位要舒适，穴位要准确，如不确定，应咨询医生。

问题2： 艾炷与艾条有哪些区别

在艾灸疗法中经常会用到艾炷和艾条，它们使用的原料和治病原理都是相同的，只不过制作方式、大小有所区别而已。

艾炷

把纯净的艾绒搓捏成大小不等的圆锥状，称为艾炷。用艾炷进行艾灸，有直接灸和间接灸两种方法。将艾炷直接放在皮肤上施灸称为直接灸；不直接放在皮肤上，而用物品隔开称为间接灸。每燃烧一个艾炷即称为一壮。小炷如麦粒大，一般用于直接灸；中炷如半个枣核大，大炷如半个橄榄大，两者一般用于间接灸。

艾条

将艾绒包裹，制成圆柱形长卷状即为艾条。按艾条的成分可分为纯艾条和药艾条两种。纯艾条由纯艾绒制成，药艾条则在艾绒中加入了药物以增强艾灸疗效。在家艾灸，可根据自身的实际情况选择适合的艾条进行艾灸。

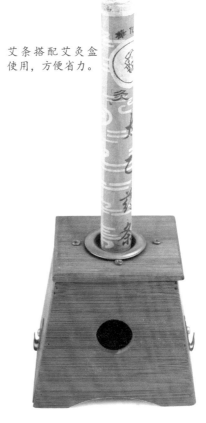

艾条搭配艾灸盒使用，方便省力。

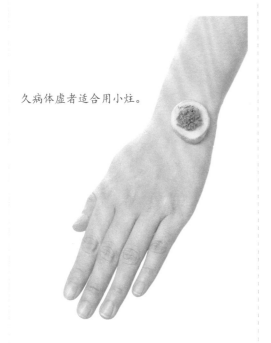

久病体虚者适合用小炷。

问题3：如何选择好的艾绒和艾条

艾绒、艾条质量的好坏，对施灸的效果影响很大，为此一定要货比三家，选择质量比较好的产品，从而达到较好的艾灸疗效。

艾绒如何选

取晾晒干净的艾叶，碾碎成绒状，拣去杂质，筛去灰屑，而得到的软细如棉物者即为艾绒。一般来讲，质量比较好的艾绒具有如下特征：无杂质，比较干燥；用手揉捏不会有渣滓掉落；易燃而不起火焰；烟轻，气味芳香。

另外，艾绒存放时间的长短也会影响艾灸疗效，存放时间越久疗效越好。艾绒存放时间的长短可以通过颜色来进行判断。色泽灰白往往存放的时间比较短，存放时间长的艾绒颜色应该是土黄色或金黄色，特级和极品艾绒因其颜色金黄色也被称作金艾绒。

陈艾绒质地较好。

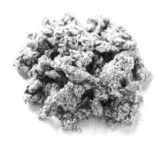

艾条如何选

鉴别艾条质量好坏的关键是艾条里面艾绒的质量和纯度。我们可根据艾绒质量好坏的标准来进行判断。此外，还可以用下面的方法来做进一步辨别：用手捏一下端口，如果紧实细腻则相对比较好；也可以将艾条点燃，若是烟轻，火力温和，味清香，并且火力比较持久，则表明艾条的质量比较好，否则即为劣质艾条。

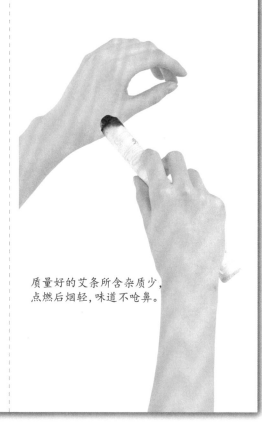

质量好的艾条所含杂质少，点燃后烟轻，味道不呛鼻。

问题4：艾灸过程中如何处理晕灸

晕灸以头晕、眼花、恶心、面色苍白、心慌、出汗等为主要症状，严重的情况下还会晕厥，需要给予一定的重视。不管是何种原因导致的晕灸，都需要马上停止施灸，并躺下静卧。

如果是低血糖所引起的，可以喝一杯糖水；若是普通的晕灸，可以按压人中穴、涌泉穴、神门穴、太渊穴等穴，缓解身心紧张感。

普通的晕灸可能与体质不佳、刺激过强、体位不舒适、环境不良等有关系。体质不佳者在艾灸时要充分放松，艾灸时要循序渐进，以补法施灸。容易晕灸者，最好不要选择正坐位或站立位施灸，因为相对于其他体位来说，这两种体位发生晕灸的可能性比较大。艾灸时环境的选择也很重要，应选择空气清新、温度适宜的房间进行艾灸，从而预防晕灸的发生。

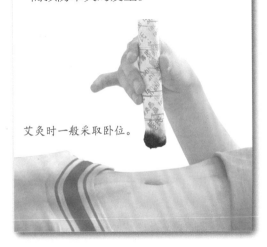

艾灸时一般采取卧位。

问题5：艾灸后第二天嗓子疼怎么回事

艾灸后，有些人会面色潮红，并感觉喉咙干涩疼痛，这是艾灸后的正常反应。因为艾灸的热力进入体内，使血液流动加速，其产生的温热之气在逐渐排出体内的寒气。还有一种可能是上火，施灸过程容易消耗体内的水分，所以可以在艾灸前后适当喝一些温水。此时不必停止艾灸，可继续坚持施灸，直至症状消失，这说明体内的寒邪已基本排出体外。

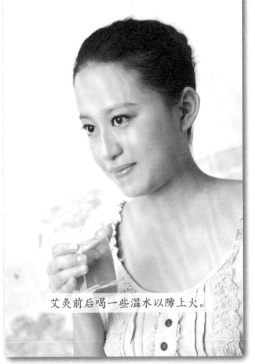

艾灸前后喝一些温水以防上火。

问题6：艾灸后出现水疱怎么办

有的人第一次灸后就会出现水疱，有的人则数次灸后出现，还有少数人不会出现。出现水疱是艾灸后的常见反应，一般患者体内有较多湿气时，就会出现水疱。

水疱出现后，只要不擦破，可任其自然吸收。如果水疱较大，可用消毒针头刺破，放出液体，或用注射针抽出液体，然后涂碘酒或者紫药水，以消毒纱布固定，需要注意千万不可用创可贴，等水疱好后再继续灸就可以了。如果水疱出现的比较多，可以适当调整艾灸的频次和热度，一般建议灸3天停1天。

古人艾灸甚至会追求起疱，他们认为出现水疱可能是疾病邪气较重的反应，发水疱是机体正气恢复、祛邪除病的过程，所以这种水疱的出现有利于疾病的痊愈。我们既不必强行追求起水疱，也不要担心起水疱，要相信身体的正常自愈能力。

传统中医认为，艾灸出现水疱是一种排病反应，流出来的液体状物质大多为人体瘀滞的废物，这些废物排出体外会加速身体的康复。

问题7：如何艾灸不上火

艾灸为什么容易引起上火呢？这是因为艾灸本来就是借助火的能量来温经通脉，由于其火性偏温热，易在局部积蓄和富余，造成身体阳气的不平衡，从而表现出上火的症状。

同时在任督二脉上施灸，配合艾灸十二经脉的一些重要穴位，就不易上火，而且有更好的疗效。几乎通治由寒湿瘀滞、经脉受阻、气血不畅、气血不足、免疫力低下引起的各种疾病。

艾灸前可饮少量温水，刚开始做艾灸时控制艾灸与皮肤间距离，从小剂量、短时间艾灸开始，逐步递增，艾灸后可饮少量温水，补充少量水果。一般而言，实热证、湿热证、阴血亏虚、津液不足者慎用艾灸，或在专业人士指导下进行。

找任督二脉上的重点穴位进行艾灸，可预防上火。

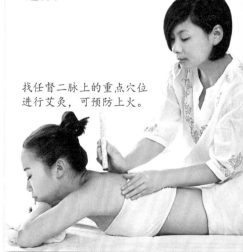

问题8：如何选择艾灸祛病穴位

灸疗是集穴位经络、药物渗透、温热效应三位于一体的综合治疗方法，要想获得满意的灸疗效果，灸对穴位才是关键。那么，艾灸祛病如何取穴呢？艾灸祛病取穴可以遵循如下原则。

根据疼痛点选穴

对于疼痛类病症，可找到疼痛点，一般在疼痛点所在处坚持艾灸对缓解疼痛有较好的疗效。根据疼痛点随机选穴的方法适用性比较广，只要哪里感觉不舒服了，用手按上一按，哪里有痛点，就可以在哪里艾灸。另外，也可以在肿胀、僵硬、条索状突起等异常的部位进行艾灸，这些穴位，其实就是中医里所指的阿是穴。

根据病变脏腑，选择相应穴位

根据发生疾病的脏腑，选择对应的经络穴位灸治，往往会起到比较好的疗效。比如脾胃消化功能不好可以选择脾经、胃经的穴位来艾灸。

根据病症，选择相应的治病功能穴位

比如头痛，我们可以找到有止痛安神功效的穴位，如神门穴、神庭穴、太阳穴等，然后在这些穴位处进行艾灸，头痛的症状就会缓解。其他疾病可以按照本书所选取的穴位进行艾灸，依照此方法施灸则可获得良效。

古代医家养生艾灸多选用任脉的神阙穴、气海穴、关元穴、中极穴；督脉的命门穴、大椎穴、百会穴、腰阳关穴；膀胱经的膏肓穴、肾俞穴、志室穴；胃经的足三里穴；胆经的风市穴、悬钟穴等，以上穴位均有良好补益功效，是保健养生要穴，不管是平时保健，还是祛病止痛，都可以经常交替进行艾灸。

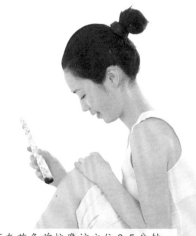

可在艾灸前按摩该穴位3~5分钟，有助于加强艾灸疗效。

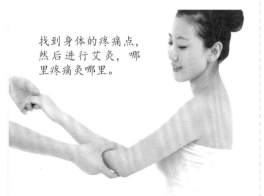

找到身体的疼痛点，然后进行艾灸，哪里疼痛灸哪里。

问题9： 艾灸时及艾灸后的注意事项

不管是在艾灸时还是在艾灸后，注意相关事项，可事半功倍。下面就分别讲述一下艾灸时及艾灸后各自需要注意的事项。

艾灸时

如果艾灸的穴位多且分散，可按先背部后胸腹，先头身后四肢的顺序进行。艾灸的时间相对比较长，一定要选择舒适的体位，这样身心才会舒畅，可增强疗效。在艾灸的过程中，还要注意防止烫伤，尤其是艾灸颜面部位及给小儿艾灸时一定要格外注意。

艾灸后

艾灸后，为了防止意外发生，一定要将火种熄灭。若是艾灸后身体不适，要注意休息，可饮少量温开水，或者是按揉一下合谷穴、后溪穴等，有利于缓解身心不适症状。若是艾灸后有水疱出现，还应做好消毒工作，防止感染。

艾灸时，选择舒适的体位可以增强治疗效果。

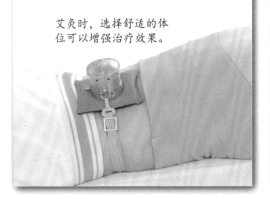

问题10： 灸剩下的艾条应该如何保存

艾灸完毕，可以将还燃烧着的艾条直接灭掉，放到干燥的地方密封保存，下次艾灸时可以直接再用。艾条本身容易受气候的影响，会有返潮的现象，所以不妨经常放到阳光下晒一晒，尤其是雨季，更应如此。不仅仅是艾条，灸剩下的艾绒也要经常晒一下太阳。晒完太阳后，可以将剩下的艾条或艾绒放到干燥的容器内，进行密封保存。

艾灸后将艾条灭掉并密封保存。

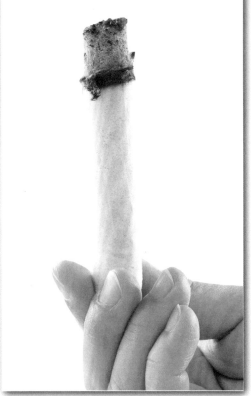

问题11：艾灸后怎么处理艾灰较安全

不管是用哪种方式艾灸，艾灸之后，都会留下一堆艾灰，很多人会直接丢弃。其实艾灰有很好的用途，我们可以用盒子将它攒起来，以备不时之需。

止痒止痛效果好

家里有宝宝的，都知道宝宝经常会有红屁股。洗浴之后，直接把艾灰撒在患处，能起到改善症状的作用。

艾灰对脚气也有治疗作用，晚上洗脚之后，把艾灰撒在脚趾或患处，穿上袜子；或者白天在出门之前涂抹，可以起到一定的效果，最好穿深色袜子。

如果脸上长了痘痘，特别是已经呈现红肿，用蛋清和艾灰调和，直接涂抹，20分钟后洗掉，痘痘会逐渐干瘪，起到净肤的作用。

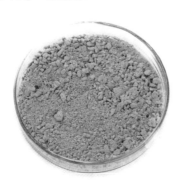

品质好的艾条燃烧后灰烬呈灰白色，细腻柔滑。

艾灰还能美容养颜

艾灰还可以涂抹在皮肤上，有美容养颜的功效。需要注意的是，目前市面上的艾条优劣参差，有些不良厂家在艾条中加入石灰粉、木屑等物质以增加艾条的重量，这些艾条产生的灰末是不能直接涂抹在皮肤上的，会引起肌肤不适。艾条燃烧后还有"纸灰"，也不宜直接涂抹在肌肤上。用于涂抹皮肤的艾灰，建议用上等的纯艾绒，在铁器或瓷器中，单独烧存使用。

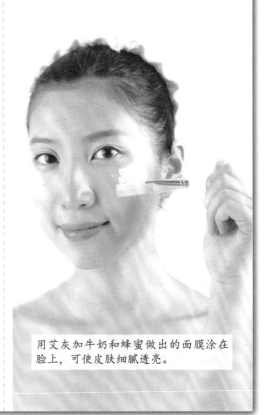

用艾灰加牛奶和蜂蜜做出的面膜涂在脸上，可使皮肤细腻透亮。

记住这些，居家艾灸更有效

影响艾灸疗效的因素

艾灸可以治疗疾病，提高人体免疫力，这是毋庸置疑的。如何做好艾灸，达到艾灸应有的疗效，是施灸者或被灸者的共同目标，可以从灸愿、灸量、灸材、灸时、灸感、灸穴几个方面来分析。

灸愿（被灸者的主观愿望）

由于艾灸过程中有烟雾的产生，给很多人带来心理障碍，担心烟熏火燎会加重病情。还有人担心艾灸时会烫伤皮肤，留下瘢痕影响美观。如果被灸者对灸法不了解，或有抵触情绪，必要的解释、沟通十分重要，这有助于达到预期效果，当人们打消对艾灸的疑虑和担忧，艾灸会起到事半功倍的效果。

灸材（艾绒、艾条）

优质的灸材能使灸疗效果显著。各种艾灸材料（艾绒、艾条、艾炷等）必须要由优质、纯正的艾草制成，这点尤为重要。优质的灸材燃烧时易燃，气味芳香，热力温和，能穿透皮肤，直达深部，使人感觉舒适，具有温经通络，行气活血，祛湿逐寒，消肿散结等功效。

灸量

对于不同的身体状况，有不同灸量的选择，灸量是一个重要的变量因素，也是影响艾灸疗效的重要因素。在辨证的时候，要考虑是选择单穴位、单经脉，还是多穴位、多经脉。现代社会，人们寒湿体质随处可见，"轻描淡写"或"蜻蜓点水"般的灸量只能改善当时的舒适度，不足以达到"翻转效应"。

在施灸过程中，需要保持火力的均衡稳定。以艾条灸（悬灸）为例，距离皮肤太近，容易产生灼痛感，让人抗拒；距离皮肤太远又没有作用；以直接灸为例，每炷之间的间隔时间不宜过长，需要保持火力的持续性。灸量足，灸感至；灸量弱，疗效差。

灸时

灸时包括 3 层意思：一是灸法的时间选择，建议在白天或上午施灸，效果较佳，晚上 9 点以后不宜施灸（失眠或其他情况除外）。所谓白天为阳，晚上为阴，到了晚上，人体气血趋于平静，不宜艾灸；二是单次灸法的时间，以艾条灸（悬灸）为例，通常一个穴位，需要灸 15~20 分钟，艾炷直接灸（明灸）一般 5~7 壮，或者更多壮；三是灸疗的疗程，轻者短，重者长。

对于一些慢性疾患或疑难疾患，艾灸的时间是需要以月或年为施灸单位的。所谓灸，从火从久，意思就是用火长久地治疗。

灸穴

艾灸时，作用于人体经络腧穴。灸者，需要根据不同的情况来取经选穴，才能提高艾灸的疗效。《灸绳》曰："夫灸者穴之用也，穴者灸之法也。"灸不离穴，效由穴生。灸疗一定要针对穴位刺激，即点刺激。这里的穴位有两层含义，一是穴位刺激，二是正确选穴配穴。如果做直接灸，一般只选择要穴、大穴来施灸。

灸感

在灸法过程中，出现"酸麻沉重"的感觉，是自然的、本能的反应，不要刻意控制，也不要刻意追求。《灸绳》曰："定穴着艾，气随火生；酸麻胀重，气至病所。"病有轻有重，感应有减有增，感传既有多样性，又有规律性。大多沿着经络的走向传导，患处中心最为强烈。随着病情的好转，感传也逐步减弱直至消失。

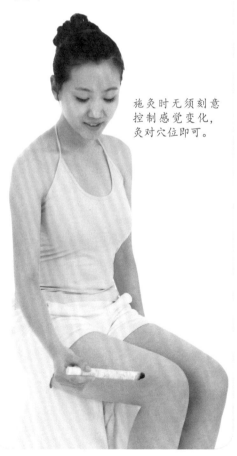

施灸时无须刻意控制感觉变化，灸对穴位即可。

如何区分艾灸的补法和泻法

在艾灸过程中，不同的操作方法，功效是不一样的。中医将艾灸方法分为补法和泻法两种。我们可以从艾灸的操作方法、手法、穴位的选择等方面来进行区分。

通过艾灸手法的不同来区分补泻

中医基本治疗原则之一是"补其不足，泻其有余"，也就是疾病以人体自身正气不足为主要病因时要用补法，而以邪气盛为主要病因时则用泻法，在艾灸施治过程中准确选择补法或泻法是取得良好疗效的关键。

《黄帝内经》有"以火补者，毋吹其火，须自灭也；以火泻之，疾吹其火，传其艾，须其火灭也"，即艾灸补法时要求火力是温和的，时间较长，须待艾火燃完为止；艾灸泻法时火力宜猛一些，时间较短，在艾火燃烧时急灭其火。一般而言，艾条温和灸为补法；艾条雀啄灸、回旋灸为泻法。

看艾条的大小和艾炷的壮数

补法艾条往往小而细；泻法艾条往往大而粗。与艾条灸不同，艾炷灸的补泻法主要与艾炷大小和壮数有关。补法是时间宜长，壮数较多，艾炷较大，不吹艾火，灸完后用手按住施灸穴位；泻法是点燃艾炷速吹旺其火，火力较猛，快燃快灭，当患者感觉局部烧灼发烫时，立即更换艾炷再灸，灸治时间较短，壮数较少，艾炷较小，施灸完毕后不按其穴。

通过艾灸过程中的感受来辨别

我们也可以通过艾灸过程中的感受来辨别是补法还是泻法。若艾灸后，所艾灸的部位温热感比较持久，渗透力比较强则为补法；若艾灸后，温热感很快退去，则为泻法。

隔物艾灸要看选用的药物

根据不同疾病的性质，在治疗时选择相应性味、功能、主治功效的药物加入艾条中（药艾），或是隔于艾炷下（隔物灸），也会产生不同的补泻效果。选择偏重于补的药物进行隔物灸或敷灸就能起到补的作用，如附子饼隔物灸多用于补虚助阳，可治阳痿、厥逆等；丁香敷灸能温中降逆，温肾助阳，可治虚寒腹泻、阴冷等；选择偏重于泻的药物进行隔物灸或敷灸就能起到泻的作用，如板蓝根敷灸能清热解毒而治腮腺炎；威灵仙敷灸能祛风除湿，通经止痛，可治风湿痹痛。

穴位不同补泻效果也不同

艾灸治疗疾病主要是作用在人体全身的穴位上，不同的穴位有不同的功效、特性，选用特定的腧穴治疗，常能收到不同的补泻治疗效果，如气海穴为补气要穴，气虚患者艾灸气海穴属于补法。而对于神阙穴，阳气暴脱者灸神阙穴，用火力峻猛的灸法有回阳救脱的功效，就属于补法。同样是神阙穴，当阴寒凝结导致腹痛，可用缓灸法来逐寒外出，属于泻法。所以要根据病症、穴位功效等区别对待应用。

记住这些，居家艾灸更安全

哪些部位不宜艾灸

❶ 凡暴露在外的部位，如面部，不要直接灸，以防形成瘢痕，影响美观。眼球属面部，也不要灸。

❷ 皮薄、肌少、筋肉结聚处不宜灸。

❸ 妊娠期女性的腰骶部、下腹部不宜灸。

❹ 乳头（男女）、睾丸等部位不宜灸。

❺ 关节部位不要直接灸。

❻ 大血管处、心脏部位慎灸。大血管处不宜采用化脓灸的形式，温和灸、器械灸是可以的。对于心脏部位，也要看情况，尤其是做了心脏支架的患者应慎重灸。

❼ 会阴部可以灸，尤其是会阴穴，可以采用艾条灸、坐熏的方式。会阴部的尖锐湿疣可以采用直接灸的方式，用小艾炷，一般灸 5~7 壮，直至湿疣脱落。

哪些人不能艾灸

❶ 患有急性病症如胃肠穿孔者不宜艾灸。

❷ 不明原因的高热昏迷者不宜艾灸。

❸ 身体极度虚弱者不宜艾灸。

❹ 身体局部经过人工注射"硅胶"等丰体美容之物者不宜艾灸。

❺ 精神病患者及其他不适于艾灸的重症患者慎用艾灸。

❻ 骨折、有创伤者不宜艾灸。

❼ 无行为能力者不宜艾灸。

❽ 戴隐形眼镜者不宜灸头面部。

❗ 需要注意的是，不能艾灸也是因时因情因人而异，需要从辨证的角度来施灸。

哪些情况不能艾灸

1 极度疲劳。　　2 过饥、过饱。　　3 醉酒。　　4 大汗淋漓、情绪不稳。

5 身体极度衰竭，形销骨立。　　6 某些传染病、高热、昏迷、抽风患者生病期间。

7 女性经期。　　注意：痛经，并且月经量少，有血块，色黑，质暗的患者，尤其适合艾灸，可在平日坚持艾灸，月经来临前 2 周每日艾灸。月经量大的女性先暂停艾灸治疗，或者在医生指导下进行艾灸治疗。在经期非特殊治疗需要，一般不做艾灸治疗。

给孕妇、老人、小儿艾灸时需要多加注意

给孕妇艾灸

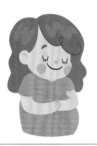

孕期妇女应尽量避免做艾灸，尤其是腹部、腰骶部更应禁灸，以免导致流产或影响胎儿发育。另外，女性在经期最好也不要艾灸，以免经量出现变化，引起身体不适。

给老年人艾灸

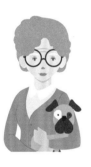

老年人的身体一般较弱，且体内的各个器官都处在功能衰退期，易患中风等疾病。因此可多灸足三里穴、心俞穴、肝俞穴和曲池穴，预防中风的疗效比较好。

另外，还可以经常艾灸气海穴、肾俞穴、关元穴、三阴交穴、涌泉穴等，有强壮身心的功效。艾灸防衰老的效果较好，但短期内效果并不明显，必须长期坚持，同时还要配合适当的体育锻炼和饮食疗法。

给小儿艾灸

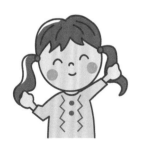

给小儿艾灸时，为避免温度过高，可以边灸边将手指置于施灸部位两侧，以感知施灸部位的温度，避免温度过高烫伤皮肤或温度过低没有效果。穴位选择上，不需要全身穴位都灸，只需要针对小儿体质的特点，灸几个常用的穴位即可，如肺俞穴、身柱穴、脾俞穴、胃俞穴、神阙穴等。

另外，要注意艾灸时间不可过长，一般每个穴位每次灸 2~5 分钟即可。

艾灸后要注意保暖，防止寒邪入侵

有的人在艾灸后会出现全身发冷、体寒等现象，还伴随一些打喷嚏、浑身肌肉关节酸疼的症状，不用惊慌，这是病邪从体内排出而出现的正常现象。这时不能洗澡，需及时做好保暖。

艾灸后常通风，不留艾烟味道

虽然艾灸的烟有很多好处，如艾灸燃烧生成的甲醇提取物，能清除自由基，但有些人不喜欢。艾烟的味道很难完全去除，只能用一些方法尽量减少。担心头发上有味道，可以戴上浴帽；可以准备一件专门艾灸用的睡衣或旧衣服；换下来的衣服可用专用袋存放，可以把沾有艾烟味的衣服放在阳台上通通风；灸完之后可以洗澡（最好是在艾灸2~4小时后）或换洗衣服。

铁罐是灭艾火神器

艾灸结束，灭艾火是件挺麻烦的事。若将艾条用水浇灭，艾条浸水后不但会影响下次使用，还有可能不完全熄灭，造成安全隐患；若将艾条截掉一段，虽不妨碍下次使用，也能消除隐患，但是比较浪费。当然市场上也有艾条灭火器出售，但是本着经济又实用的原则，我们可以利用家里闲置的铁罐子来解决，将用后的艾条闷在里面，隔断氧气，自然就能灭艾火了。玻璃材质的容器可能会被热气崩坏，不建议使用。

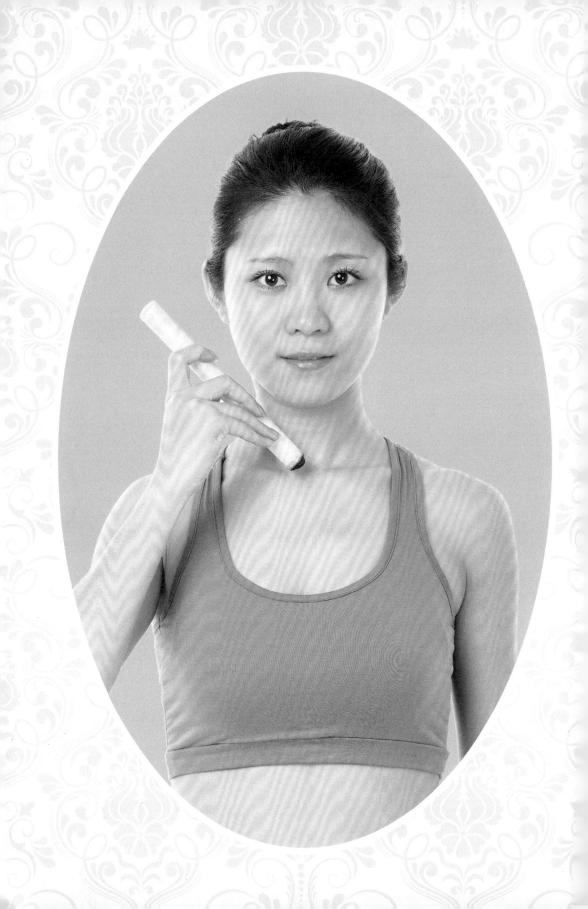

第二章

艾灸入门，从简单取穴开始

取穴，不知道位置怎么办？

祛病，不知道艾灸哪个穴位怎么办？

穴位找不准又该怎么办？

……

别担心，对于这些取穴问题，学完本章，你就能学到一些简便实用的取穴方法，并且运用到自己或家人身上，再也不用担心不会取穴的问题，更加方便居家艾灸。

经穴是艾灸起效的关键

经穴可激发身体自愈力

人体本身具有强大的自愈力。自愈力是身体各个器官系统协调运转，通力合作所产生的能量，一方面能够抵挡外邪，另一方面可以修复身体，保持身心健康，中医称之为正气。正气的存在，使人拥有了抗御外邪、预防疾病、病后自我修复、恢复健康的能力。

艾草本身为纯阳之物，通过灸火刺激人体经络穴位，激发存在于身体中的自愈力。艾灸有疏经通络、调气和血、扶正祛邪之功，既能够扶正（补虚），又可以祛邪（泻实），调动人体自愈力，帮助人体驱除病邪，恢复健康。

艾灸取穴一是根据发生疾病的脏腑选择对应的经络灸治；二是根据病症选取对症穴位进行艾灸；三是取阿是穴，即疼痛、肿胀、僵硬、条索状突起等异常的部位。尽管并不要求取穴特别精准，但要想获得满意的灸疗效果，还是要花点时间学习取穴技巧。

艾灸治未病

艾灸治未病的理论阐述在古代医学文献中极为丰富。它包括了未病先防、既病防变及病后防复发等方面的内容。《黄帝内经·素问》曰："是故圣人不治已病治未病，不治已乱治未乱，此之谓也。夫病已成而后药之，乱已成而后治之，譬犹渴而穿井，斗而铸锥，不亦晚乎！"在提出治未病思想的同时，强调防重于治。古代尤为重视艾灸治未病。艾灸治未病预防保健方法又称保健灸。

唐代孙思邈是艾灸治未病的积极倡导者。王焘《外台秘要》提及三十岁以上灸足三里穴有降逆明目的保健作用。《黄帝明堂灸经》则介绍称艾灸足三里穴、悬钟穴可预防中风的发生。

艾草可祛寒补阳气，灸穴位可通经络

在中医理论中，有"六淫"之说，主要是指风、寒、暑、湿、燥、火六种外感病邪。其中寒湿属于同一类，它们有一个共同点，那就是阴冷。一旦寒湿之邪意图侵袭人体，就会受到体内阳气的奋力抗争。相当于两军对垒，如果寒湿长驱直入占领人体，就说明体内的阳气已经衰弱到无法提供保护的地步了。即使体内的阳气强盛不虚，与外界寒湿搏斗依然会有所损耗，所以古人才说寒湿为阴邪，易损伤人的阳气。

寒邪最大的特点就是凝滞，即不畅通，它会造成气血凝滞不通，以致肌肉、神经、血管等组织产生不同程度的收缩和痉挛，造成组织缺血缺氧，从而影响阳气与血液的传导、循环和运行，人就会出现局部或全身的疼痛、关节肌肉血管拘急等疾病。湿邪最大的危害就是黏滞，当湿邪入体，就会遏制体内阳气的生成、宣发和疏泄，以致人感到胸闷、腹胀、头重脚轻、身体困倦、四肢无力等。除此之外，当阳气无法阻止湿邪的时候，人的脾胃就会受到影响，出现食欲缺乏、大便溏泄、恶心呕吐等异常。在人体的脏腑中，最惧怕寒湿两邪的就是脾胃，因为气为阳、脾主升，寒邪会压抑和阻遏阳气的运行，湿邪可困扰和妨碍脾胃的升发和运化。

综上所述，我们在日常生活中应该注意保护生命之本——阳气，还有气血生化之源——脾胃，以免寒湿之邪乘"虚"而入。比如，生活中不要过食生冷、不要涉水淋雨等。

艾灸疗法的特点是从身体内部祛病缓疾，通过温通之效能够促进血液循环，增强人体的新陈代谢，调整机体的神经、内分泌、血液循环、消化吸收等功能，帮助人体恢复正常的生理状态。

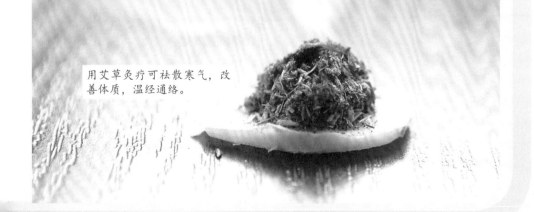

用艾草灸疗可祛散寒气，改善体质，温经通络。

快速取穴有绝招

酸胀、麻木及疼痛是找到穴位的标志

初学者找穴位的时候，经常有这样的疑问："我找到的是正确的穴位吗？"那么初学者怎样才算找到穴位呢？其实，只要你在按压穴位的时候，有酸胀、麻木及疼痛的感觉，证明你已经找到了穴位。通过上面的方法找到大体穴位后，就用彩色笔把它标记出来，这样在艾灸时就很容易了。

艾灸作用的是一个面，不是一个点

艾灸时，穴位的选取不必和书上描述的位置分毫不差，艾灸作用的是一个以穴位为中心的区域，不像针刺对穴位的定位要求那么严格。所以艾灸时只要作用到穴位周围的位置，也能达到相应的效果。

常用的取穴方法

人体上分布的穴位很多，大体上可分为14条经穴、经外奇穴和阿是穴3类。凡归属于14经穴的穴位，称为经穴。其余历代发现的新穴，因没有归属于14经穴，但治疗某些病症有奇效，故称为"经外奇穴"。此外，那些既无具体名称，又无固定部位，而是以压痛点为穴的，称为"阿是穴"。要想正确找到这些穴位，需要有一些取穴方法。常用的取穴方法有体表解剖标志定位法、"指寸"定位法和"骨度"折量定位法。此外，还有一些穴位能快速简便取穴。

体表解剖标志定位法

体表解剖标志定位法以体表解剖学的各种体表标志为依据来确定穴位，可分为固定标志和活动标志两种。

固定标志： 指各部位由骨节和肌肉所形成的突起、凹陷及五官轮廓、发际、指（趾）甲、乳头、脐窝等可作取穴标志，如两眉间取印堂穴、两乳头间取膻中穴、腓骨头（位于小腿外侧部）前下方凹陷处取阳陵泉穴，等等。

活动标志： 指各部位的关节、肌腱、肌肉、皮肤在活动过程中出现的空隙、凹陷、皱纹、尖端等，如屈肘时在肘横纹外侧端凹陷处取曲池穴；张口时在耳屏正中与下颌关节之间的凹陷处取听宫穴；掌心向胸取养老穴，等等。

"指寸"定位法

"指寸"定位法是一种简易的取穴方法，即依照被取穴者本人手指的长度和宽度为标准来取穴。

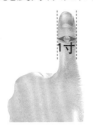

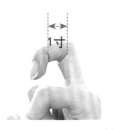

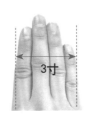

拇指同身寸：以被取穴者大拇指指间关节的横向宽度为1寸。此法常用于四肢部位。

中指同身寸：以被取穴者中指中节屈曲时内侧两端纹头之间距离为1寸。此法可用于腰背部和四肢等部位。

横指同身寸：又称一夫法，将被取穴者的食指、中指、无名指、小指并拢，以中指中节横纹处为标准，四指的宽度为3寸。

简便取穴法

简易更取穴法是临床上常用的一种简便易行的取穴法，虽然不适用于所有的穴位，但是操作方便，容易记忆。

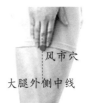

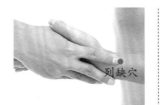

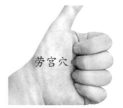

风市穴：直立垂手，手掌并拢伸直于大腿外侧中线，中指尖处即是。

列缺穴：两手虎口相交，一手食指压另一手桡骨茎突上，食指尖到达处即是。

劳宫穴：握拳，中指指尖压在掌心的第一横纹处即是。

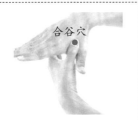

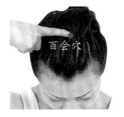

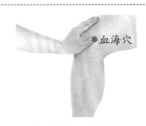

合谷穴：以一手拇指指间横纹对准另一手拇指、食指之间的指蹼，指尖点到处即是。

百会穴：两耳尖与头正中线相交处，按压有凹陷处即是。

血海穴：屈膝90°，手掌伏于膝盖上，拇指与其他四指成45°，拇指尖处即是。

"骨度"折量定位法

"骨度"折量定位法是指以全身各部位骨节为主要标志规定其长短，并依其比例折算作为定穴的标准。按照此种方法，不论男女、老少、高矮、胖瘦，折量的分寸都是一样的，从而很好地解决了在不同人身上定穴的难题。

"骨度"折量寸表

部位	起止点	骨度 / 寸	度量
头面部	前发际正中至后发际正中	12	直寸
	两额角发际（头维）之间	9	横寸
胸腹胁部	剑胸结合中点（歧骨）至脐中	8	直寸
	脐中至耻骨联合上缘（曲骨）	5	直寸
	两乳头之间	8	横寸
背腰部	肩胛骨内侧缘至后正中线	3	横寸
上肢部	腋前、腋后纹头至肘横纹（平尺骨鹰嘴）	9	直寸
	肘横纹（平尺骨鹰嘴）至腕掌（背）侧远端横纹	12	直寸
下肢部	髌尖（膝中）至内踝尖	15	直寸
	胫骨内侧髁下方（阴陵泉穴）至内踝尖	13	直寸
	腘横纹（平髌尖）至外踝尖	16	直寸

（本表截选自国家标准《腧穴名称与定位》中的"骨度"折量寸表）

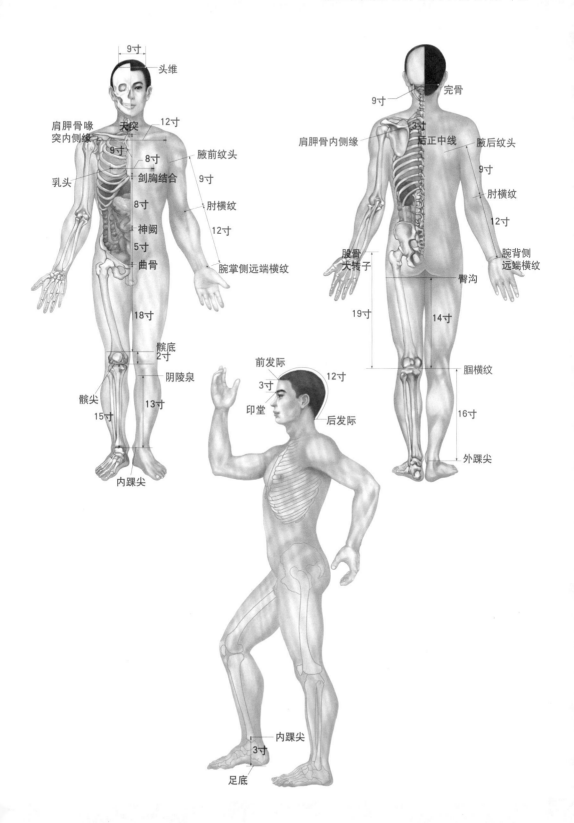

受益终身的 12 个保健穴

百会穴——升阳举陷，益气固脱

头为诸阳之会，百脉之宗，而百会穴则为各经脉气血会聚之处。通达阴阳脉络，连贯周身经穴，对于调节机体的阴阳平衡有重要的作用。百会穴还能提升中气，主治中气下陷、气失固摄所致的脱肛、胃下垂、子宫脱垂、肾下垂等疾病。用艾条或艾灸罐温和灸百会穴，每次 10~15 分钟，坚持每天温灸，可防治头昏头痛、失眠、阳气不足、神经衰弱等疾病。

精准定位： 在头部，前发际正中直上 5 寸。

快速取穴

正坐，两耳尖与头正中线相交处，按压有凹陷处即是。

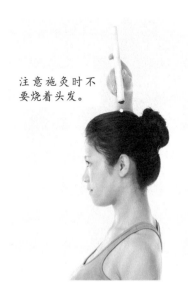

注意施灸时不要烧着头发

大椎穴——清热解表，振奋阳气

快速取穴

低头，颈背交界椎骨高突处椎体，下缘凹陷处即是。

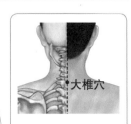

精准定位： 在脊柱区，第 7 颈椎棘突下凹陷中，后正中线上。

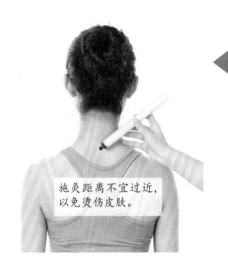

施灸距离不宜过近，以免烫伤皮肤。

大椎穴在项下背上正中，属督脉经，手足六条阳经皆会于此。督脉上通于脑，有总督诸阳的作用，称为"阳脉之海"，有清热解表，振奋阳气，清脑宁神之功效。常灸此穴可有效缓解上呼吸道感染、咳嗽、支气管炎、免疫力低下、焦虑抑郁等。

中脘穴——温胃散寒，理气止痛

中脘穴，又名太仓，位于上腹部中央，为手太阳小肠经、手少阳三焦经、足阳明胃经三脉之所交汇；又为任脉经之所发、手太阴肺经之所始、足厥阴肝经之所终；又是胃经之募穴，六腑之会，凡脏腑病皆可治疗，有调胃和中，补虚益气，纳谷化湿，降逆止呕之功效，主治急慢性胃炎、胃痛、功能性消化不良、腹泻、呕吐、呃逆等疾病。

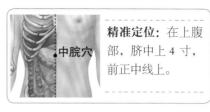

精准定位：在上腹部，脐中上 4 寸，前正中线上。

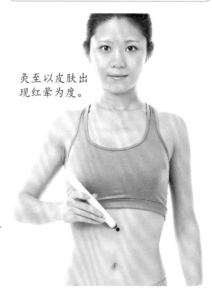

灸至以皮肤出现红晕为度。

快速取穴

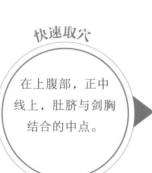

在上腹部，正中线上，肚脐与剑胸结合的中点。

肾俞穴——益肾温阳，填精补髓

肾为先天之本，受五脏六腑之精而藏之，为人身精气出入之源泉，主宰一身之元气，有调理肾气，强健脑脊，聪耳明目，健身体，壮元阳之功效，主治遗精、阳痿、早泄、月经不调、痛经、不孕症、急慢性肾炎等泌尿生殖系统疾病，也可缓解腰肌劳损、腰椎间盘突出等腰部疾患，以及耳鸣耳聋、白发脱发、免疫力低下、精神萎靡等亚健康状态。

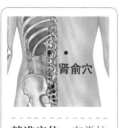

精准定位：在脊柱区，第 2 腰椎棘突下，后正中线旁开 1.5 寸。

快速取穴

肚脐水平线与脊柱相交椎体处，正中线旁开 2 横指处即是。

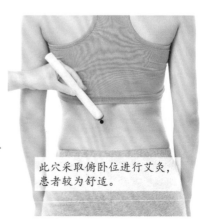

此穴采取俯卧位进行艾灸，患者较为舒适。

关元穴——守住丹田，留住真元

关元穴，又名丹田，是生命之田的意思。关元穴是一身元气之所在，属任脉，有培肾固本，调气回阳，主生殖、主元气之功效，长期施灸，元气充足，虚损可复。所以关元穴能补虚损，壮一身之气，主治遗精、阳痿、早泄、月经不调、痛经、闭经、崩漏、带下、尿频、尿闭等泌尿生殖系统疾病，也可缓解中风脱证、怕冷易疲劳、羸瘦无力等元气虚损证，以及腹泻、便血、脱肛等肠腑疾患。

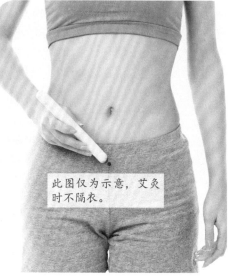

精准定位： 在下腹部，脐中下 3 寸，前正中线上。

快速取穴

在下腹部，正中线上，肚脐中央向下 4 横指处即是。

此图仅为示意，艾灸时不隔衣。

曲池穴——清热解表，通利关节

曲池穴，为手阳明大肠经合穴，大肠之病，可选用曲池穴，为上肢主要穴位之一，有调节全身气血的功能。常灸曲池穴有祛风解表，清热利湿，调和营卫，强壮明目之功效。主治湿疹、荨麻疹等多种皮肤病，肩周炎、手臂痹痛、活动不利等上肢疾病，以及腹痛、吐泻等肠胃疾病。

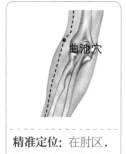

精准定位： 在肘区，尺泽穴与肱骨外上髁连线的中点处。

快速取穴

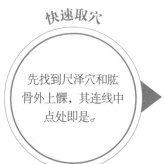

先找到尺泽穴和肱骨外上髁，其连线中点处即是。

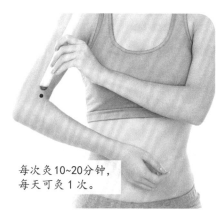

每次灸 10~20 分钟，每天可灸 1 次。

神门穴——养心安神，清心泻热

神门穴是手少阴心经的原穴，是心经输注、经过和留止的部位，此穴有补心之气血，清心之邪热，镇心安神之效，可用于心悸、胸闷心痛、忧思悲苦、惊恐不安、手臂寒凉等病症。每天用拇指指腹按压 3~5 分钟，能缓解心气虚引起的容易出汗。

精准定位： 在腕前区，腕掌侧远端横纹小指端。

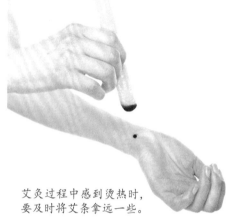

快速取穴

伸臂仰掌，腕掌侧横纹小指侧，肌腱的桡侧缘。

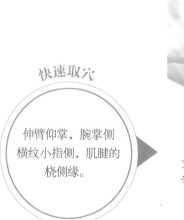

艾灸过程中感到烫热时，要及时将艾条拿远一些。

足三里穴——健脾和胃，固本培元

足三里穴是胃经主要穴位，它有调脾胃，调气血，促消化，补虚弱之功效。可用于胃痛、呕吐、腹胀、腹泻、消化不良等胃肠疾病；下肢痿痹、膝关节痛；癫狂、失眠、心悸等神志病；易疲劳、易感冒、精神状态差等亚健康状态；虚劳诸证，为强壮保健要穴。

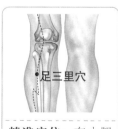

精准定位： 在小腿外侧，犊鼻穴下 3 寸，犊鼻穴与解溪穴连线上。

快速取穴

站位弯腰，同侧手虎口围住髌骨上外缘，余四指向下，中指指尖处即是。

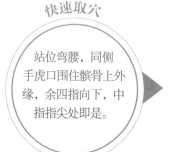

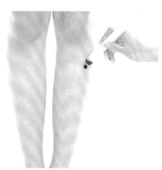

每次灸 10~15 分钟，以皮肤局部潮红不起疱为度。

阳陵泉穴——疏泄肝胆，清利湿热

阳陵泉穴，肝胆之病可选用，为下肢主要穴位。阳陵泉穴有清肝利胆，祛除湿邪，强壮筋骨，健胃制酸之功能。可用于膝关节痛、下肢疼痛、活动不利、麻木等疾患，以及口苦吞酸、胃痛、胁肋痛等肝胆犯胃的病症。

精准定位： 在小腿外侧，腓骨头前下方凹陷中。

阳陵泉穴

快速取穴

屈膝 90°，膝关节外下方，腓骨头前下方凹陷处即是。

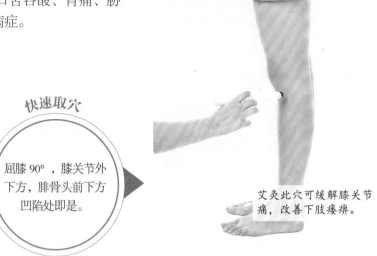

艾灸此穴可缓解膝关节痛，改善下肢痿痹。

三阴交穴——疏肝理气，调理冲任

三阴交穴主治肝、脾、肾三脏多种疾病，重点在脾，有健脾，和胃化湿，疏肝益肾，调经血，主生殖之功效，可用于腹胀、肠鸣腹泻、不思饮食等脾胃虚弱病症；月经不调、痛经、不孕等妇科疾病；遗精、阳痿、遗尿等泌尿系统疾病；心悸、高血压、失眠、下肢无力等。

快速取穴

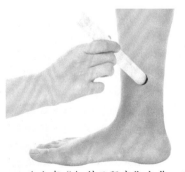

此穴有"妇科三阴交"之称，对妇科疾病有较好疗效。

正坐或仰卧，胫骨内侧面后缘，内踝尖向上 4 横指处即是。

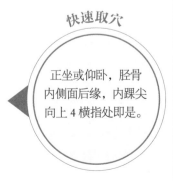

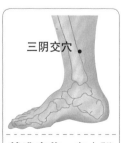

三阴交穴

精准定位： 在小腿内侧，内踝尖上 3 寸，胫骨内侧缘后际。

风门穴——泻热气，疏风邪

所谓风门即"风邪之门户，出入之要道"。风又名热府，是热气聚集之意。此穴能清热泻热，不论内伤外感，主一切风症，有宣通肺气，疏散风邪，调理气机之功效。可用于感冒、咳嗽、发热、头痛等外感病以及颈肩背痛等。

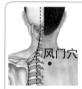

精准定位： 在脊柱区，第2胸椎棘突下，后正中线旁开1.5寸。

快速取穴

低头屈颈，颈背交界处椎骨高突向下推2个椎体，下缘旁开2横指处即是。

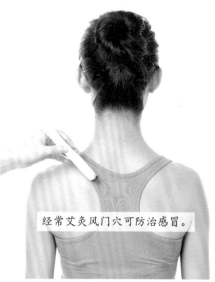

经常艾灸风门穴可防治感冒。

（此图仅为示意，艾灸时不隔衣）

脾俞穴——调脾气，化水湿

快速取穴

肚脐水平线与脊柱相交椎体处，往上推3个椎体，正中线旁开2横指处。

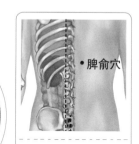

脾俞穴

精准定位： 在脊柱区，第11胸椎棘突下，后正中线旁开1.5寸。

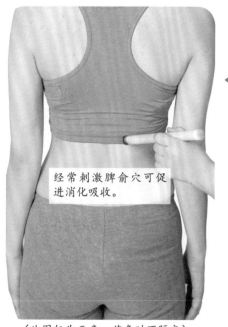

经常刺激脾俞穴可促进消化吸收。

脾俞穴在背部，有调理脾气，运化水谷，渗利除湿，和营统血之功效。可用于食后腹胀、纳呆不思饮食、呕吐、腹泻等脾胃肠腑病；多食善饥、身体消瘦等内分泌代谢病，如糖尿病等；背腰痛。

（此图仅为示意，艾灸时不隔衣）

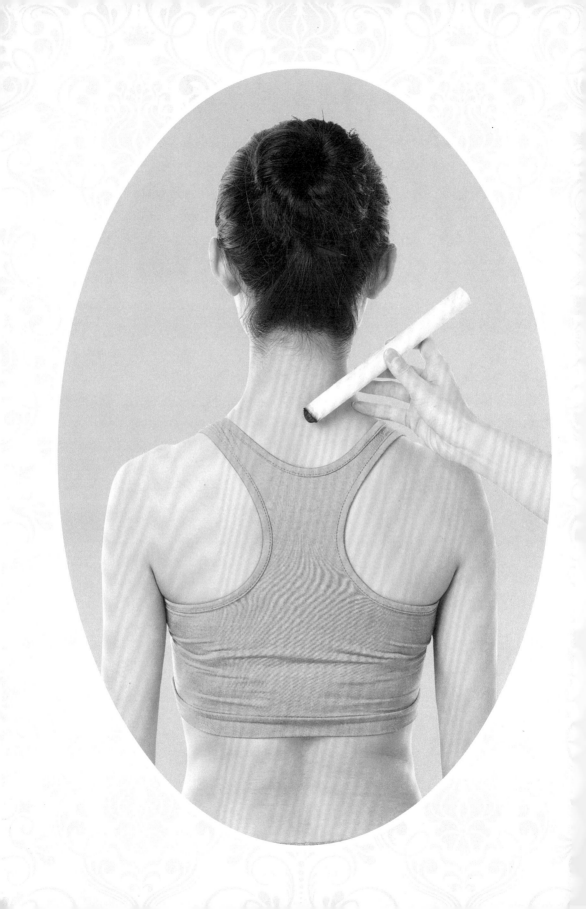

第三章

艾灸祛除常见病，
无病一身轻

如果你经常出现感冒、咳嗽、浑身乏力、腰酸背痛等症状，说明你的身体抵抗力很差，不仅需要注重平时的保养，还要进行调理。艾灸就是一种不错的中医绿色疗法，不仅可以疏通经络，增强抵抗力，也能缓解一些常见的疾病，如感冒、咳嗽、便秘等。平时在家做做艾灸，可以温经散寒，祛除外邪，帮助身体尽快恢复健康。

注：本书中所有步骤图均为示意图，实际艾灸过程中要露出穴位皮肤，不隔衣物。

感冒

祛风通窍，通肺理气

感冒是一种常见疾病，以鼻塞、流涕、打喷嚏、头痛、恶风寒或发热为主要临床症状，小儿、年老体弱者为易感人群，具有一定传染性。全年皆可发病，冬春季较多。

感冒要注意什么

感冒期间要注意做好保暖措施，保证充足的睡眠；饮食要清淡一些，忌辛辣；多吃富含维生素C的食物。感冒期间如果要出门最好戴上口罩，避免去人多的地方，以防出现交叉感染，使感冒加重。

感冒的病因

中医有"风为百病之长，六淫之首"的说法，因而大凡外感疾病，都有着风邪的影子。感冒初期及时施灸，灸至身体发热、微微出汗为宜，能缓解头痛、鼻塞等症状。

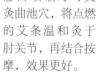

老中医 提醒您

艾灸可以作为防治感冒的有效方案。在施灸之前，患者需要喝些温开水；施灸期间，饮食要清淡；疗程中一定要多休息。在温和灸或艾盒灸之前，可以先刮痧颈肩、大椎区域，效果更明显。

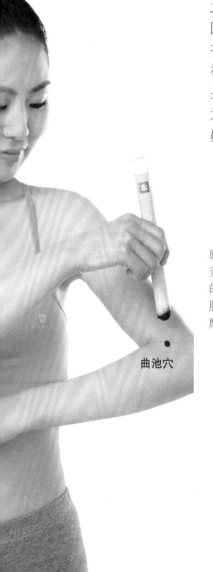

感冒咳嗽时可艾灸曲池穴，将点燃的艾条温和灸于肘关节，再结合按摩，效果更好。

曲池穴

葱白饮

葱白20克，生姜9克，红糖适量。将葱白、生姜加水煮15分钟，再加入适量红糖即可饮用。此药汁可防风散寒，宣肺解表。

艾灸疗法

以肺俞穴、风门穴、大椎穴为主穴，以风池穴为配穴。用艾条温和灸 10~15 分钟，每日 1 次，3 日为 1 疗程。或用隔姜灸，每穴灸 3 壮，换穴的同时更换新的姜片。

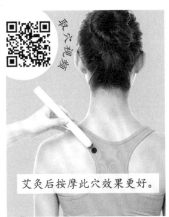

艾灸后按摩此穴效果更好。

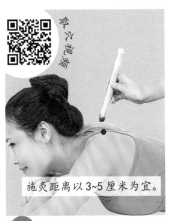

施灸距离以 3~5 厘米为宜。

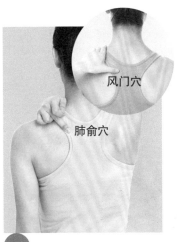

风门穴 肺俞穴

灸法 艾灸风门穴：用艾条温和灸 15~20 分钟，每日 1 次。常艾灸或按摩此穴，可以防治感冒、肺结核等，预防中风。

灸法 艾灸肺俞穴：用艾条温和灸 15~20 分钟，每日 1 次。用两手拇指指腹用力按压此穴，以产生酸、麻、胀、重的感觉为宜，可宣肺解表，增强艾灸疗效。

取穴 风门穴在脊柱区，第 2 胸椎棘突下，后正中线旁开 1.5 寸。肺俞穴在脊柱区，第 3 胸椎棘突下，后正中线旁开 1.5 寸。

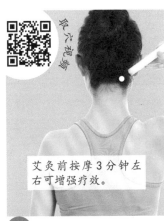

艾灸前按摩 3 分钟左右可增强疗效。

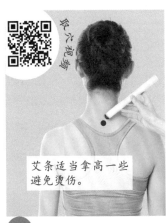

艾条适当拿高一些避免烫伤。

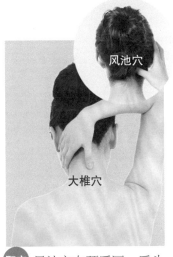

风池穴 大椎穴

灸法 艾灸风池穴：用艾条温和灸风池穴 15~20 分钟，每日 1 次，再用两手中指或食指指腹按揉此穴，以产生酸、麻、胀感为宜。

灸法 艾灸大椎穴：用艾条温和灸 15~20 分钟，每日 1 次。如伴有发热，可配合刮痧，用刮痧板在大椎穴处施平刮法，至皮肤发红为止。

取穴 风池穴在颈后区，后头骨下两条大筋外缘陷窝中，与耳垂齐平处。大椎穴在颈背交界椎骨高突处椎体，下缘凹陷处。

咳嗽

止咳平喘，宽胸理气

咳嗽是呼吸道黏膜受炎症、异物等物理或化学刺激，引起人体的机体保护性反应，是身体在进行清洁维护工作。可见于上呼吸道感染、急慢性支气管炎、支气管扩张、肺炎等疾病中。

咳嗽要注意什么

多喝温开水；吃润肺食物，如秋梨、金橘等有很好的止咳作用，每天可多食几个，也可起到预防的效果；银耳、蜜枣、百合、枇杷等都有润肺作用，用这些食材煲汤是很好的润肺食疗方。

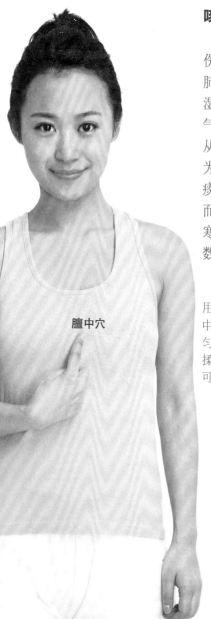

膻中穴

咳嗽的病因

无论是外感还是内伤咳嗽，皆是肺气上逆，肺失宣肃所致。肺感寒湿，痰浊之物堆积，肺气不能下行只能上逆，从而引起咳嗽。"脾为生痰之源，肺为储痰之器"，脾感寒湿而生痰。艾灸能祛风寒，除痰湿，施灸数次能缓解咳嗽。

用食指指腹点揉膻中穴，手法要均匀、柔和，每次点揉3~5分钟即可。可宣肺化痰。

老中医提醒您

艾灸后出现咳嗽加重、分泌物增多的情况，可能是由于艾条质量不佳或者姿势不对，烟气刺激到了呼吸道，可选用质量好的清艾条或无烟艾条艾灸。避免艾烟直熏口鼻。

白菜冰糖水

大白菜、冰糖各适量。将大白菜用清水煮沸，加少量冰糖煮食，吃白菜喝汤。此汤适合有热咳、多痰症状的患者。

艾灸疗法

先取天突穴、尺泽穴来理气清肺，止咳平喘；接着取肺俞穴、脾俞穴来健脾化痰，肃肺止咳。

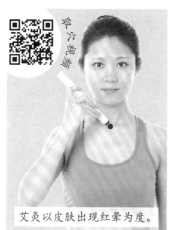

艾灸以皮肤出现红晕为度。

灸法 **艾灸天突穴**：点燃艾条，温和灸 10~15 分钟，每日 1~2 次。也可用艾盒灸或隔姜灸。

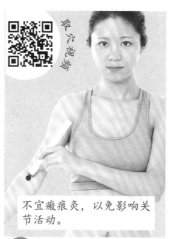

不宜瘢痕灸，以免影响关节活动。

灸法 **艾灸尺泽穴**：点燃艾条，温和灸 15~20 分钟，每日 1~2 次。

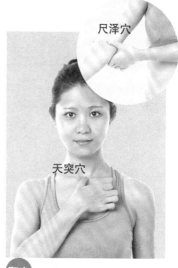

尺泽穴

天突穴

取穴 天突穴在颈前区，喉结直下凹窝中央处即是。尺泽穴在肘部，先找到肱二头肌肌腱，在其桡侧的肘横纹中取穴。

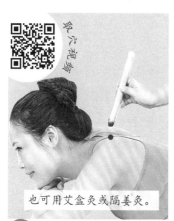

也可用艾盒灸或隔姜灸。

灸法 **艾灸肺俞穴**：用艾条温和灸 15~20 分钟，可宣通肺气，祛风散寒。

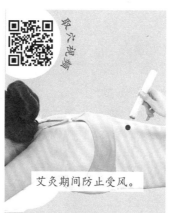

艾灸期间防止受风。

灸法 **艾灸脾俞穴**：用艾条温和灸 15~20 分钟，也可采取俯卧位用艾盒灸或隔姜灸。

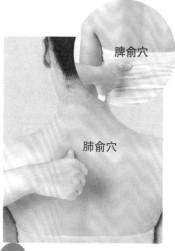

脾俞穴

肺俞穴

取穴 肺俞穴在脊柱区，第 3 胸椎棘突下，后正中线旁开 1.5 寸。脾俞穴在脊柱区，第 11 胸椎棘突下，后正中线旁开 1.5 寸。

过敏性鼻炎

清热解表，宣窍止嚏

过敏性鼻炎属于中医"鼻鼽"范畴，主要表现为打喷嚏、流鼻涕、鼻塞、鼻痒等症状。中医认为本病为本虚标实，即肺、脾、肾亏虚，又感风寒外袭，与气候、温度、环境变化密切相关。艾灸有很好的祛风散寒，通窍止嚏之功，在过敏性鼻炎的临床诊疗中疗效颇佳。

肺俞穴

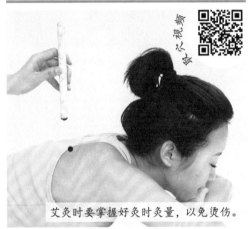

艾灸时要掌握好灸时灸量，以免烫伤。

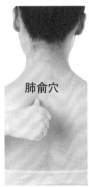

肺俞穴

肺俞穴在脊柱区，第3胸椎棘突下，后正中线旁开1.5寸。本穴为肺之背俞穴，故名。肺俞穴是治疗肺脏疾病的要穴，善于治疗肺系疾患，如感冒、咳嗽、气喘等。

艾灸疗法

- 温和灸。
- 每次灸15~20分钟，每日灸1~2次。
- 补益肺气。

风门穴

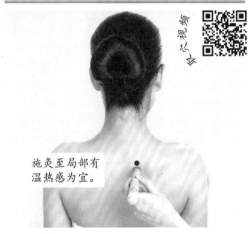

施灸至局部有温热感为宜。

风门穴

在脊柱区，第2胸椎棘突下，后正中线旁开1.5寸。主治伤风咳嗽、头痛发热、胸背痛等。

艾灸疗法

- 温和灸。
- 每次灸15~20分钟，每日灸1~2次。
- 肩胛骨区域也可用艾灸盒温灸。

老中医 提醒您

灸法治疗过敏性鼻炎效果良好，治疗本病的同时，需要加强自身的抵抗力，补充阳气。可以选用艾草、薄荷、苍耳子、辛夷花等制成中药枕，每日使用。鼻炎发作时，可以点燃艾香，以通鼻窍。

注重日常生活的调理

注意饮食 少吃辛辣燥热的食物，多吃白萝卜、韭菜、猕猴桃、苦瓜等新鲜蔬菜瓜果。

生活调养 尽量戒烟忌酒，家中保持空气流通，加强体育锻炼，多做有氧运动等。

合谷穴

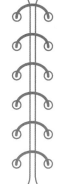

患者稍感烫热时，要及时更换艾炷。

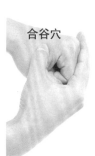

合谷穴

在手背，第2掌骨桡侧的中点处。当感觉头昏、头痛、鼻炎、牙痛时可以点揉合谷穴，能起到很好的镇静止痛，通经活络作用。

艾灸疗法

- 温和灸。
- 每次灸 10~20 分钟，每日灸 1~2 次。
- 清热解表。

迎香穴

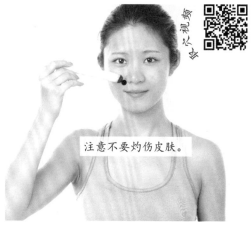

注意不要灼伤皮肤。

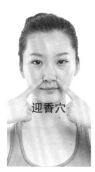

迎香穴

在鼻翼外缘中点旁，鼻唇沟中。艾灸迎香穴可以用于治疗鼻塞、鼻衄、面痒等病症，是治疗过敏性鼻炎的要穴之一。灸至皮肤微微潮红，需要掌握好施灸距离，以免烫伤皮肤。

艾灸疗法

- 温和灸。
- 每次灸 5~10 分钟，每日 1~2 次。
- 益肺健脾。

肥胖症

行气利水，化湿祛痰

肥胖是进食的热量多于身体消耗的热量，并且以脂肪的形式存储在体内，体内的脂肪积聚过多，且超过标准体重的疾病。

肥胖者要注意什么

肥胖人群要注意减少脂肪和热量的摄入，尽量少吃含高脂肪、高热量的食品，比如油炸食品、动物内脏、各种糕点、可乐等。要多做有氧运动，调节身心健康，多吃新鲜的瓜果和蔬菜，不要暴饮暴食。

肥胖的病因

肥胖多因过食甘肥厚腻、贪图安逸或情绪不畅，导致脾胃运化失常，从而使水湿痰浊内停，流溢肌肤，蓄积于皮里膜外，形成肥胖。艾灸能养肾健脾，促进体内循环，化痰祛湿，让体内"收支"平衡，进而达到美体减肥的效果。

灸毕，在施灸部位涂抹正红花油，一可防皮肤灼伤；二可活血化瘀。也可在施灸前涂抹。

老中医 提醒您

肥胖者不仅体重超标，身体沉重，行动缓慢，稍一运动还会满头大汗，气喘如牛，且高血压、冠心病、脑梗死、糖尿病等疾病的发病率明显高于常人，所以要控制体重，以防出现并发症。

荷叶粥

荷叶 1 张，大米 50 克，冰糖适量。荷叶洗净煎汤，再用荷叶汤加淘洗净的大米、冰糖共同煮粥。此粥能利水消肿，还能缓解便秘、口干、心烦等。

艾灸疗法

中医认为，形体肥胖是痰湿阻滞所致，故可先取三焦俞穴、阳池穴两穴，以疏利三焦，行气利水；再配以阴陵泉穴、关元穴等，以健脾和胃，化湿祛痰。以上诸穴合用，可清利下泄，从而达到减肥健身之目的。

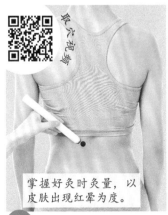

掌握好灸时灸量，以皮肤出现红晕为度。

灸法 **艾灸三焦俞穴**：用艾条温和灸 15~20 分钟，每日 1 次，再用食指指腹按揉 20~30 次。

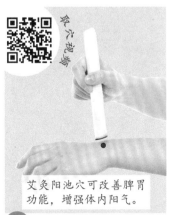

艾灸阳池穴可改善脾胃功能，增强体内阳气。

灸法 **艾灸阳池穴**：用艾条温和灸 15~20 分钟，每日 1 次，用拇指指腹按揉 20~30 次。也可用隔姜灸。

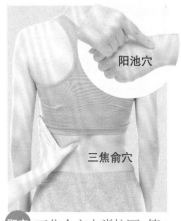

取穴 三焦俞穴在脊柱区，第 1 腰椎棘突下，后正中线旁开 1.5 寸。阳池穴在第 4 掌骨向上推至腕关节横纹，可触及凹陷处。

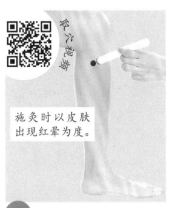

施灸时以皮肤出现红晕为度。

灸法 **艾灸阴陵泉穴**：先用拇指指腹垂直按揉此穴，以有酸胀感为宜。再用艾条灸 15~20 分钟，每日 1 次。

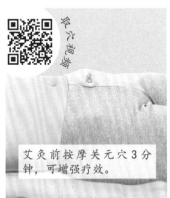

艾灸前按摩关元穴 3 分钟，可增强疗效。

灸法 **艾灸关元穴**：取仰卧位，隔姜灸关元穴，每次灸 5~7 壮，每日可灸 1~2 次。施灸时注意询问患者的感受，当患者感到有灼痛感时要及时更换艾炷。

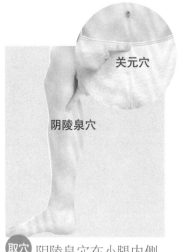

取穴 阴陵泉穴在小腿内侧，膝关节下，胫骨向内上弯曲凹陷处。关元穴在下腹部，脐中下 3 寸，前正中线上。

慢性湿疹

清利湿热，通经活络

湿疹是表皮及真皮浅层的炎症，属于中医"湿疮"范畴，临床表现以丘疱疹为主，有浆液渗出，多伴有糜烂、明显瘙痒，好发于面、手、足、前臂、小腿等部位，多成对称分布，可反复发作。中医多责之于脾虚湿蕴、湿热互结或血虚风燥而发病，其中尤以脾虚湿蕴较为普遍，艾灸可以疏通经络，行气活血，消肿散结，祛风止痒。

湿疹要注意什么

灸治过程中若出现小皮疹且发痒，不要担心，可继续施灸。湿疹患者除了要避免自身诱发因素，还要尽量少接触过敏原，如化学粉尘、毛线织物、油漆等。在强日晒、风寒、潮湿等天气情况下，尽量不要出门，以免诱发；若必须出门，要做好防护措施。

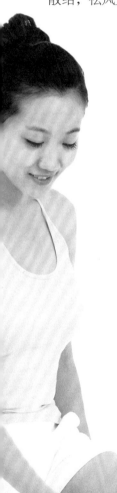

湿疹的病因

湿疹的发作常常与气候环境变化、接触化学物质、过度的精神紧张、生活节奏过快等关系较为密切。中医将其称为"湿毒疮"或"湿气疮"，为外感风湿等病邪，或脾虚湿困等所致。艾灸可以有效排出体内毒素，清热利湿，养血，祛风止痒。

湿疹在艾灸治疗过程中很容易病情反复，也有可能越灸越重，属于排病反应，一般可坚持灸下去。

老中医提醒您

湿疹灸损处切忌搔抓及热水烫泡，以防感染或病情加重。施灸期间，建议不食荤食，多食蔬菜、粗粮等清淡食物。避免可能致敏和刺激性食物，如辣椒、浓茶、咖啡、酒类等。湿疹灸损局部要避免过度烫，艾灸不宜直接灸灸损局部。若需用药，请在专业医师指导下进行，切忌乱用药。

绿豆海带薏米汤

绿豆 50 克，薏米 30 克，海带 20 克，红糖适量。绿豆、薏米提前浸泡 2 小时；海带洗净切条状。把所有材料放入锅中，加适量水煮至熟，再加红糖调味即可。此汤可祛湿排毒。

脾虚湿蕴型湿疹艾灸疗法

　　脾虚湿蕴型湿疹的主要症状是起病急剧，皮疹呈多形性，红斑、丘疹、水疱、糜烂、渗液，伴有便溏、尿黄。治疗宜清热利湿，祛风止痒。

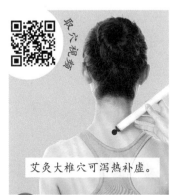

艾灸大椎穴可泻热补虚。

灸法 艾灸大椎穴：点燃艾条，距离皮肤 2~3 厘米，温和灸 15~20 分钟，每日 1 次。有液体渗出的部位，可以把艾灰撒落在皮损处，能起到很好地吸收渗液、止痒的功效。

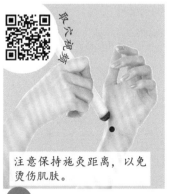

注意保持施灸距离，以免烫伤肌肤。

灸法 艾灸大陵穴：点燃艾条，距离皮肤 1.5~2 厘米，温和灸 15~20 分钟，每日 1 次，10 日为 1 疗程。

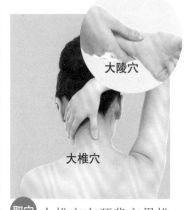

大陵穴

大椎穴

取穴 大椎穴在颈背交界椎骨高突处椎体下缘凹陷处。大陵穴在腕前区，腕掌侧远端横纹中，掌长肌腱与桡侧腕屈肌腱之间。

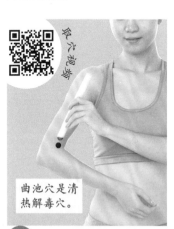

曲池穴是清热解毒穴。

灸法 艾灸曲池穴：艾灸曲池穴时，距离皮肤 1~2 厘米，温和灸 15~20 分钟，每日 1 次。此穴是上半身的止痒穴，是治疗湿疹及皮肤病的常用穴。

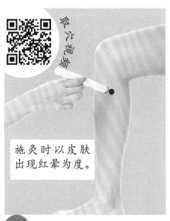

施灸时以皮肤出现红晕为度。

灸法 艾灸阴陵泉穴：艾灸阴陵泉穴时，距离皮肤 1~2 厘米，温和灸 15~20 分钟，每日 1 次。

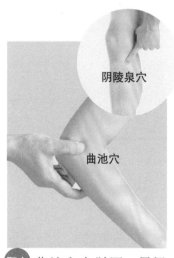

阴陵泉穴

曲池穴

取穴 曲池穴在肘区，尺泽穴与肱骨外上髁连线的中点处。阴陵泉穴在小腿内侧，膝关节下，胫骨向内上弯曲凹陷处。

血虚风燥型湿疹艾灸疗法

皮损多局限性，边界清楚，皮疹表面的皮肤肥厚粗糙，呈苔藓样变，色素沉着，皮纹加深、脱屑，便秘，多见于慢性湿疹。治疗宜养血凉燥，祛风止痒。

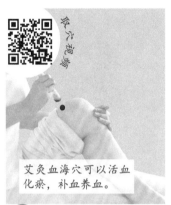

艾灸血海穴可以活血化瘀，补血养血。

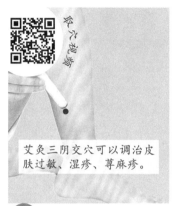

艾灸三阴交穴可以调治皮肤过敏、湿疹、荨麻疹。

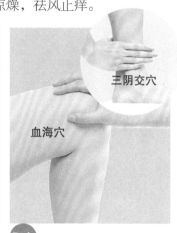

灸法 艾灸血海穴：艾灸时，距离皮肤1~2厘米，温和灸10~20分钟，每日灸1次，10日为1疗程。艾灸前可配合按摩，用拇指垂直按压穴位3~5分钟。

灸法 艾灸三阴交穴：艾灸时，距离皮肤1~2厘米，温和灸10~15分钟，每日灸1次，10日为1疗程。艾灸前可先按摩三阴交穴3~5分钟。

取穴 屈膝90°，手掌伏于膝盖，拇指张开45°，拇指指尖处即血海穴。四指并拢，小指下缘靠内踝尖上，食指上缘水平线与胫骨内侧面后缘交点即三阴交穴。

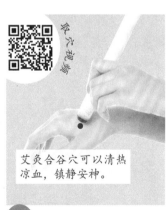

艾灸合谷穴可以清热凉血，镇静安神。

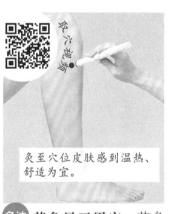

灸至穴位皮肤感到温热、舒适为宜。

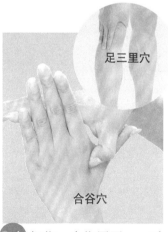

灸法 艾灸合谷穴：将艾条置于穴位皮肤1~2厘米处，温和灸10~20分钟，每日灸1次，10日为1疗程。

灸法 艾灸足三里穴：艾灸时，距离皮肤1~2厘米，温和灸此穴15~20分钟。再用食指按压20~30次。

取穴 拇指、食指展开，一手拇指指关节横纹压在另一手虎口上，指尖点到处即合谷穴。一只手虎口围住同侧髌骨上外缘，余四指向下，中指指尖处即足三里穴。

便秘

通调肠胃，消积化滞

一般来说，饮食入胃，经过胃之腐熟，脾之运化，其精华被吸收之后，糟粕由大肠传送而出，成为大便，整个过程大约需 24 小时。如果排便间隔超过 48 小时而且排出困难，即可视为便秘。便秘的主要病变部位在大肠，但与肝、脾、胃、肾功能失调密切相关。

便秘要注意什么

1. 灸治期间，宜多食果蔬粗粮，忌食辛辣刺激性食物。
2. 平时应加强锻炼，以促进胃肠蠕动。
3. 日常需要养成定时规律的排便习惯，排便时注意力要集中，不宜看书报、玩手机等。

便秘的病因

中医认为，便秘是大肠传导功能失常造成的，发病原因有嗜酒、嗜食辛辣而致胃肠积热；或思虑情志不舒、久坐少动，致气机郁滞，失于宣达而通降失常；或阳虚使寒生滞肠，寒凝阻阳，津液不行，肠道蹇涩，失于传送。艾灸可以调理肠胃，行滞通便。

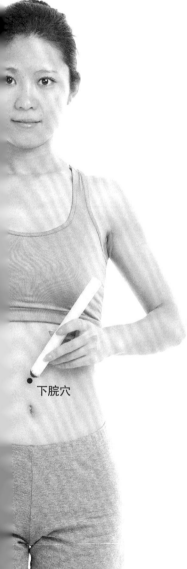

下脘穴

便秘者每天艾灸下脘穴 1 次，每次 10~15 分钟，灸至大便排泄顺畅，排泄次数正常即可。

老中医提醒您

肠鸣音是肠蠕动时肠管内气体和液体随之流动产生的，是肠胃蠕动增强的信号，不必担心。便秘可能是没有及时补充水分或摄入食物中膳食纤维过少，可适量补充新鲜的水果和蔬菜。便秘者在所选择的腧穴上艾灸后顺经脉刮痧，可以加强疗效。

芝麻菠菜

菠菜 350 克，芝麻 50 克，香油、盐各适量。将芝麻小火炒至出香味，碾成粉末状待用；菠菜入水烫熟后捞出，待凉后加盐、香油拌匀，撒上芝麻末即成。

气滞型便秘艾灸疗法

气滞型便秘的主要症状有大便秘结，欲便不得，甚则腹中胀痛，胁腹痞满，嗳气频作，纳食减少。治疗宜顺气导滞。

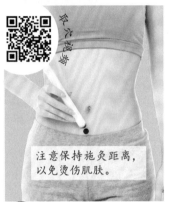

注意保持施灸距离，以免烫伤肌肤。

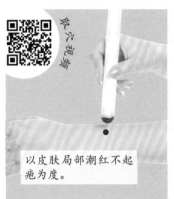

以皮肤局部潮红不起疱为度。

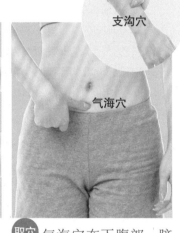

支沟穴

气海穴

灸法 **艾灸气海穴**：用艾条温和灸15~20分钟，每日1次。或掌心紧贴气海穴，顺时针方向按摩100~200次，然后逆时针方向按摩100~200次，按摩至有热感即可。

灸法 **艾灸支沟穴**：用艾条温和灸15~20分钟，每日1次。或饭后半小时以食指指腹按揉此穴2分钟，每日定时按摩2~3次，可辅助治疗便秘。

取穴 气海穴在下腹部，脐中下1.5寸，前正中线上。取支沟穴时，抬臂俯掌，掌腕背横纹中点直上4横指，前臂两骨之间的凹陷处即是。

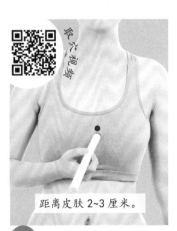

距离皮肤2~3厘米。

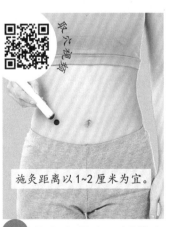

施灸距离以1~2厘米为宜。

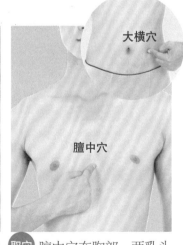

大横穴

膻中穴

灸法 **艾灸膻中穴**：先用指腹点揉穴位，顺时针和逆时针方向交替点揉，每次3~5分钟。再用艾条灸10~15分钟，每日1次。

灸法 **艾灸大横穴**：用艾条温和灸15~20分钟，也可用俯卧位进行艾盒灸或隔姜灸。

取穴 膻中穴在胸部，两乳头连线中点，前正中线上。大横穴在腹部，肚脐旁开4寸。

阳虚型便秘艾灸疗法

阳虚型便秘的主要症状有大便艰涩、排出困难，腹中冷痛，四肢清冷，小便清长，夜间尿频。治疗宜温通散结。

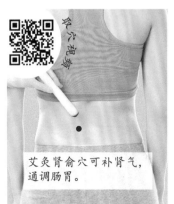

艾灸肾俞穴可补肾气，通调肠胃。

灸法 艾灸肾俞穴：距离皮肤 1~2 厘米，温和灸 15~20 分钟，每日 1 次。艾灸此穴前，将两手掌心搓热，用掌心上下来回先按摩 5 分钟，以腰部发热为宜。

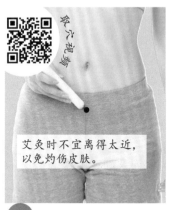

艾灸时不宜离得太近，以免灼伤皮肤。

灸法 艾灸关元穴：艾灸关元穴时，距离皮肤 2~3 厘米，温和灸 15~20 分钟，每日 1 次。

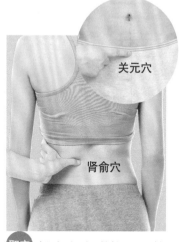

关元穴

肾俞穴

取穴 肾俞穴在脊柱区，第 2 腰椎棘突下，后正中线旁开 1.5 寸。关元穴在下腹部，脐中下 3 寸，前正中线上。

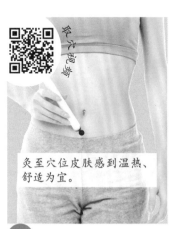

灸至穴位皮肤感到温热、舒适为宜。

灸法 艾灸气海穴：用艾条温和灸 15~20 分钟，每日 1 次。有清热除湿的作用。

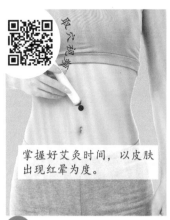

掌握好艾灸时间，以皮肤出现红晕为度。

灸法 艾灸下脘穴：艾灸此穴时，距离皮肤 1~2 厘米，温和灸 10~15 分钟。

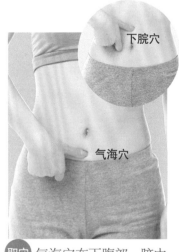

下脘穴

气海穴

取穴 气海穴在下腹部，脐中下 1.5 寸，前正中线上。下脘穴在上腹部，脐中上 2 寸，前正中线上。

失眠

宁心安神，镇静助眠

失眠是指睡眠的质或量不能满足，并影响生活的一种主观体验，多是因为思虑过度，情志不舒，饮食不节等导致人体阴阳失交，阳盛阴衰，阳得入于阴，心神不定而成。主要责之于心，中医辨证多为心脾两虚，气血不足，或心肾不交，心神失养，或肝郁化火，痰热内扰，心神不安所致。治疗当调和阴阳，补虚泻实，多补益心脾，疏肝泻火，镇静安神。

心俞穴

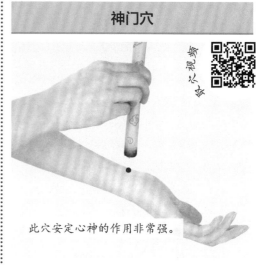

艾条距离皮肤1~2厘米。

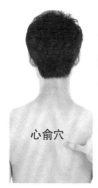

心俞穴

心俞穴在上背部，第5胸椎棘突下，后正中线旁开2横指。适当刺激心俞穴能有效调节心脏功能，补充心神气血，达到养护心脏的目的。

艾灸疗法

- 温和灸。
- 每次灸15~20分钟，每日1次，10日为1疗程。
- 宁心安神。

神门穴

此穴安定心神的作用非常强。

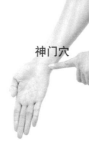

神门穴

神门穴是手少阴心经的穴位之一，位于腕部，腕掌侧横纹尺侧端，肌腱的桡侧缘凹陷处。睡前用拇指点按左右手神门穴各50次，以不再酸痛为宜，可有助入睡。

艾灸疗法

- 温和灸。
- 每次灸15~20分钟，每日1次，10日为1疗程。
- 养心安神。

老中医 提醒您

在治疗失眠过程中，要坚持完成艾灸疗程，同时还要消除影响睡眠的因素（卧具、卧姿等）。还可以在睡觉之前用艾叶煮水泡脚，以助尽快入睡。

艾灸过程中可能出现的情况

在艾灸几天或几十天的时候，会有返病和排病气的现象，这些表现可能包括头晕、出汗、大便恶臭、小便频数，有的还会耳鸣、身上起小充瘩等，均属正常。

足三里穴	涌泉穴

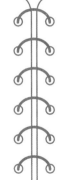

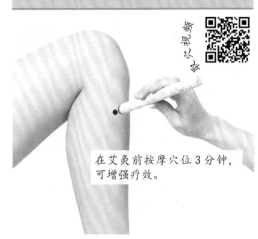

在艾灸前按摩穴位 3 分钟，可增强疗效。

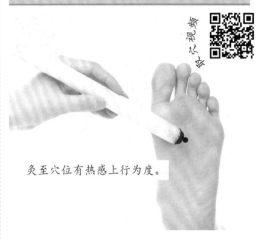

灸至穴位有热感上行为度。

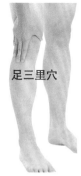

足三里穴

足三里穴是足阳明胃经穴，对于由于饮食不节痰湿阻滞，或心脾两虚型失眠，症状多见多梦易醒，醒后难以入睡，自觉疲劳乏力。取足三里穴可调理心脾，补益气血，宁心安神，镇静助眠。

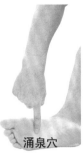

涌泉穴

涌泉穴是足少阴肾经的常用腧穴之一，在足底，屈足卷趾时足心最凹陷处，按压有酸痛感处即是。经常搓脚底的涌泉穴，可以调节和保养肾经。

艾灸疗法

- 温和灸。
- 每次灸 15~20 分钟，每日 1 次，10 日为 1 疗程。
- 清热和胃。

艾灸疗法

- 温和灸。
- 每次灸 10~20 分钟，也可回旋灸或隔姜灸。
- 滋阴益肾。

偏头痛

醒脑止痛

偏头痛多因外感风寒邪气或脏腑痰、火、瘀互结，致使脉络拙急，不通或失养，清窍不利而引起。艾灸可调畅气机，疏通经络，调和阴阳。从现代医学角度来看，艾灸可调节偏头痛患者血流变和脂代谢，起到改善血液循环和代谢功能的作用，故而对偏头痛有良好的缓解作用。

通天穴

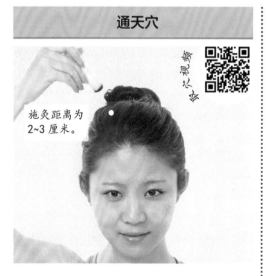

施灸距离为2~3厘米。

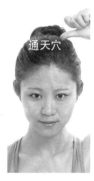

通天穴

通天穴在前发际正中上4寸，旁开2横指处。属足太阳膀胱经，通指通达，天指位高，通天之意即指经脉之气经本穴通达人之天顶，具有清头目，通鼻窍，泻风热的作用，用于鼻炎、头痛、面肌痉挛等五官科和神经系统疾病。

艾灸疗法

- 温和灸。
- 每次灸15~20分钟，本穴不宜用瘢痕灸。
- 可疏风散邪，主治头痛。

阳陵泉穴

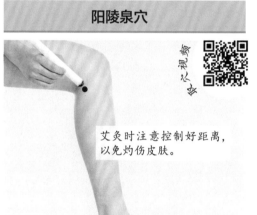

艾灸时注意控制好距离，以免灼伤皮肤。

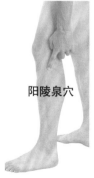

阳陵泉穴

阳陵泉穴在小腿外侧，腓骨头前下方凹陷中。阳陵泉穴是足少阳胆经的合穴，胆经循行头之侧，善治本病经病偏头痛，同时又可用于膝关节痛，疗效颇佳。

艾灸疗法

- 温和灸。
- 每次灸15~20分钟，本穴不宜用瘢痕灸。
- 缓解头痛、眩晕、失眠。

老中医提醒您

灸时出现不适症状，如疲倦失眠，
这是因为被灸者体质较差，阳气进
入体内后，使人体血液流动加速，
全身细胞活跃，故容易产生疲倦感。
持续灸一段时间后，疲倦感会慢慢
消失。

注重日常生活的调理

1.建立规律的睡眠模式并定时进餐。
2.定期做有氧运动可缓解紧张情
绪，如散步、游泳、骑自行车等，
有助于改善偏头痛。
3.经常运动有助于减肥或保持健康
体重，肥胖被认为是偏头痛的一个
易发因素。

| 风池穴 | 太阳穴 |

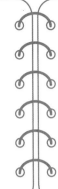

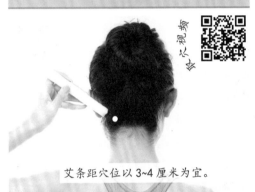

艾条距穴位以 3~4 厘米为宜。

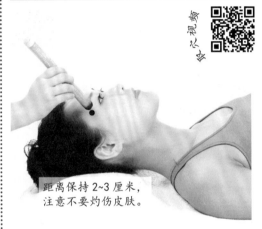

距离保持 2~3 厘米，
注意不要灼伤皮肤。

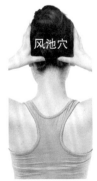

风池穴

风池穴在后头骨下
两条大筋外缘陷窝中，
与耳垂齐平处即是。风
池穴所属经络为足少阳
胆经，有提神醒脑，平
肝息风的功效，可治疗
大部分风疾。

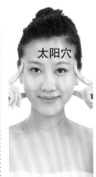

太阳穴

在头部，眉梢与目
外眦之间，向后约 1 横指
的凹陷中。太阳穴在中医
经络学上被称为"经外奇
穴"，艾灸太阳穴可缓解
头痛、偏头痛、眼睛疲劳、
牙痛等。

艾灸疗法

- 温和灸。
- 每次灸 15~20 分钟，本穴不宜用瘢痕灸。
- 缓解疼痛。

艾灸疗法

- 温和灸。
- 每次灸 5~10 分钟，本穴不宜用瘢痕灸。
- 止痛醒脑。

斑秃

斑秃视频

活血通络，固本生发

斑秃，俗称"鬼剃头"，是一种突然发生、以局限性毛发脱落为特征的皮肤病。该病多是由于精神过度紧张引起，严重者头发全部脱落，甚至累及眉毛、胡须、腋毛等。中医学将其归属"油风"的范畴，不良的生活习惯如喜食厚味、酗酒等，再加上外邪入侵，体内湿气缠身造成肝郁血瘀、气血两虚、肝肾不足等导致此病发生。艾灸的重点是活血通络，固本生发。

关元穴	肾俞穴

更换艾炷的同时要记得更换姜片。

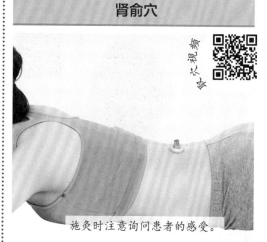

施灸时注意询问患者的感受。

关元穴

关元，经穴名，属任脉。足三阴、任脉之会，小肠募穴。关元穴在下腹部，脐中下3寸，前正中线上。主治肾虚气喘、神经衰弱。艾灸关元穴有强壮体魄的作用。

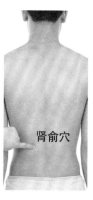

肾俞穴

肾俞穴在脊柱区，第2腰椎棘突下，后正中线旁开1.5寸。属足太阳膀胱经，外散肾脏之热。坚持每天按摩、艾灸或敲打肾俞穴，可以增加肾脏的血流量，改善肾功能。

艾灸疗法

- 隔姜灸。
- 每次灸5~7壮，每日1次。
- 温肾壮阳。

艾灸疗法

- 隔姜灸。
- 每次灸5~7壮，每日1次。
- 生精益髓。

老中医提醒您

艾灸过程中，上到头顶，下到足底，会有酸、麻、胀、痛的不同感觉，这是全身经脉通畅的表现。中医认为斑秃是由于肾气不足，气血亏虚造成的。艾灸后鼓动肾气，会促进体内气血通畅。

适合艾灸的情况

当局部脱发、眩晕自汗、心悸气短、少气懒言、神疲乏力时可用艾灸进行调理。

艾灸一段时间后，可能会出现腰酸腰凉，尿量增加，尿色有变化等不适症状。

太溪穴

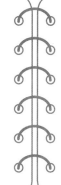

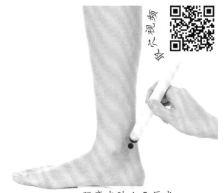

距离皮肤1~2厘米。

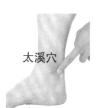

太溪穴

太溪穴在踝区，由足内踝向后推至与跟腱之间凹陷处即是。可清热生气，滋阴益肾，主治手脚冰凉、肾脏病、关节炎、风湿痛、脱发等。

艾灸疗法

- 温和灸。
- 每次灸10~15分钟，再拿捏30~50次。
- 滋阴益肾。

阿是穴

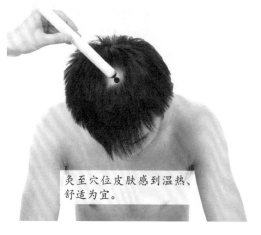

灸至穴位皮肤感到温热、舒适为宜。

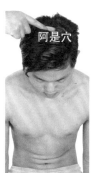

阿是穴

本病所选的阿是穴即斑秃部位，温和灸此部位，可改善局部头皮毛囊微循环，促进新发再生。另外可用鲜姜切片或榨汁涂抹斑秃部位，每日3次，治疗期间勿食辛辣、肥甘厚腻之品，调整作息，放松心情。

艾灸疗法

- 温和灸。
- 每次灸15~20分钟，再用手掌心按揉10~20次。
- 活血通络。

消化不良

健脾和胃

引起消化不良的原因有很多，诸如饮食不规律，经常过饱或者过饥，长时间心情抑郁等。中医认为消化不良主要与脾气虚弱，脾阳不振，湿热内停等因素有关，改善消化不良需要从健脾和胃着手。

中脘穴	足三里穴

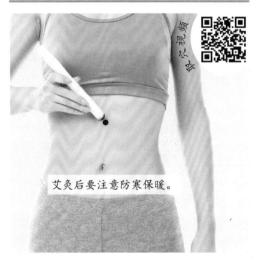

艾灸后要注意防寒保暖。

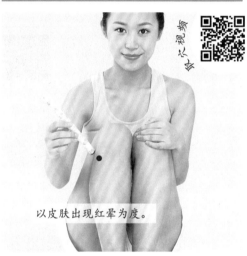

以皮肤出现红晕为度。

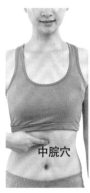

中脘穴

中脘穴在上腹部，脐中上4寸，前正中线上。中脘穴具有温阳救逆，健运脾胃的功效，是胃部疾患的重要腧穴，常与足三里穴配伍以调节脾胃气机。

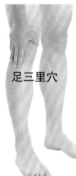

足三里穴

在小腿外侧，站立弯腰，同侧手虎口围住髌骨上外缘，余四指向下，中指指尖处即是。足三里穴属足阳明胃经，可燥化脾湿，生发胃气，主治消化不良、胃痛、呕吐、呃逆、腹胀、腹痛、肠鸣等。

艾灸疗法

- 温和灸。
- 每次灸 15~20 分钟，每日 1 次。
- 补中益气。

艾灸疗法

- 温和灸。
- 每次灸 15~20 分钟，每日 1 次。
- 健脾和胃。

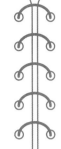

老中医 提醒您

艾灸能和胃健脾，增强胃气，促进消化，避免食物积存。艾灸还会消耗津液，如不及时补充水分和新鲜蔬果容易导致便秘。

注重日常生活的调理

油炸食物、腌制食物和生冷刺激性食物要少吃；用餐要定时定量；食物温度要正好；细嚼慢咽；最好在餐前1小时饮水；注意给胃部保暖。

脾俞穴	天枢穴

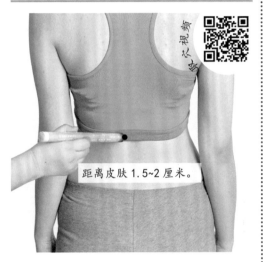

距离皮肤 1.5~2 厘米。

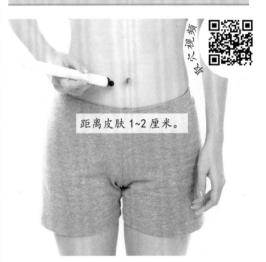

距离皮肤 1~2 厘米。

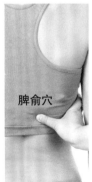

脾俞穴

脾俞穴在脊柱区，第 11 胸椎棘突下，后正中线旁开 1.5 寸。脾俞穴具有调理脾胃，运脾除湿之功。

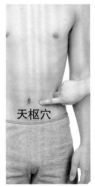

天枢穴

在腹部，肚脐旁开 3 横指，按压有酸胀感处即是。艾灸天枢穴有温通气机，疏肝理气的功效。天枢为大肠募穴，配合中脘穴、足三里穴可调理中焦脾胃气机。

艾灸疗法

- 温和灸。
- 每次灸 15~20 分钟，每日 1 次。
- 加强胃肠蠕动。

艾灸疗法

- 温和灸。
- 每次灸 15~20 分钟，每日 1 次。
- 调理中焦。

牙痛

清热祛风，滋阴降火

牙痛，是口腔疾病中的常见症状。多见于龋齿、急性牙髓炎、牙周炎、冠周炎、牙本质过敏症等病症。治疗宜清热祛风，消炎止痛。

牙痛要注意什么

1. 要避免上火，不吃易上火的食物，多吃清火的食物，如芹菜、西瓜等。

2. 多吃蔬菜水果，少吃辛辣、油腻的食物。

3. 合理饮食，多喝汤水，保持心情愉快，避免着急上火加重牙痛。

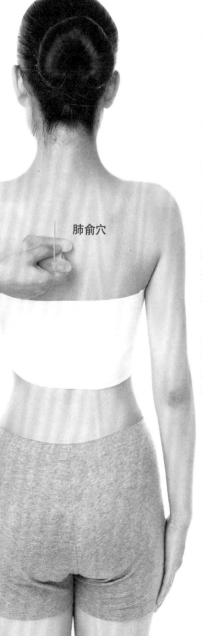

肺俞穴

牙痛的病因

中医认为牙痛多因胃肠郁热上攻，或风寒之邪外袭经络，郁于阳明而化火；或因肾阴不足，虚火上炎所致；或因过食甘酸，侵蚀牙齿成龋而得。现代医学认为，牙痛的原因甚多，有牙齿本身的疾病，有牙周组织的疾病，还有全身性疾病引起的牙痛等。

如果艾灸后上火严重，可以在大椎穴到肺俞穴之间刮痧或拔罐。

老中医提醒您

牙痛甚而牙龈肿，兼有寒热者，多为风火牙痛；牙痛剧而伴口臭、口渴、便秘者，属胃热牙痛；牙痛隐隐，牙齿枯动者，多属虚火牙痛。艾灸能够通痹止痛，消肿散结，提高人体免疫力以抗感染，因此可以改善牙痛的症状。

灸疗时，还需要加强原发疾病的检查和治疗。

牡蛎皮蛋瘦肉粥

牡蛎肉 50 克，皮蛋 1 个，盐渍猪瘦肉 50 克，大米适量。将牡蛎肉、皮蛋、盐渍猪瘦肉分别切小块，与大米同煮成粥。此粥适宜牙齿肿痛者食用。

艾灸疗法

主穴有合谷穴、下关穴、颊车穴、内庭穴，配穴有天枢穴、风池穴、太溪穴、照海穴。每次选 3~4 穴，多用于牙痛发作之时。

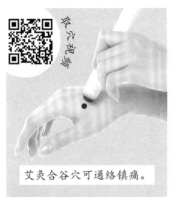

艾灸合谷穴可通络镇痛。

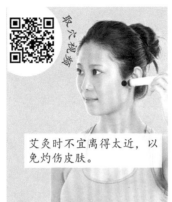

艾灸时不宜离得太近，以免灼伤皮肤。

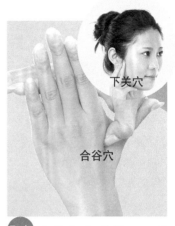

下关穴

合谷穴

灸法 艾灸合谷穴：用艾条温和灸 10~20 分钟，每日 1~2 次，3 日为 1 疗程。艾灸前按摩此穴 3~5 分钟，可以提高艾灸疗效。

灸法 艾灸下关穴：点燃艾条，温和灸 5~10 分钟，每日 1~2 次，3 日为 1 疗程。艾灸此穴，对胃火导致的牙痛（症状为牙痛剧烈、牙龈红肿、口渴口臭等）有良效。

取穴 合谷穴在手背，一手拇指指间关节横纹压在另一手虎口上，指尖点到处即是。下关穴在面部，颧弓下缘中央与下颌切迹之间凹陷中。

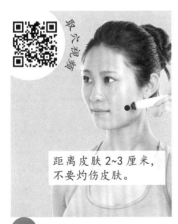

距离皮肤 2~3 厘米，不要灼伤皮肤。

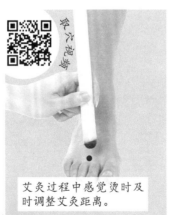

艾灸过程中感觉烫时及时调整艾灸距离。

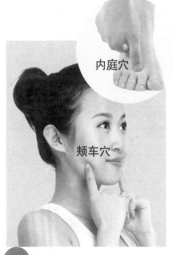

内庭穴

颊车穴

灸法 艾灸颊车穴：用艾条温和灸 5~10 分钟，每日 1~2 次，3 日为 1 疗程。按压此穴，对于快速缓解牙痛也非常有效。

灸法 艾灸内庭穴：点燃艾条，温和灸 10~15 分钟，每日 1~2 次，3 日为 1 疗程。艾灸此穴有良好的清胃热的功效。

取穴 颊车穴在面部，牙关咬紧时隆起的咬肌高点，放松时按之凹陷处即是。内庭穴在足背第 2、3 趾之间，肤色深浅交界处即是。

健忘

安神健脑

　　健忘指记忆力差、遇事易忘，医学上称作"暂时性记忆障碍"，主要症状为记忆力减退，或健忘前事、精神疲倦、食少腹胀、心悸不寐等。健忘多因年老体衰、压力过大、烟酒过量等所致，与心脾亏损，精气不足，或瘀痰阻痹等原因有关，可通过补益精血，活血化瘀，化痰通窍来改善。

百会穴

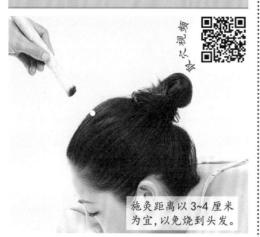

施灸距离以 3~4 厘米为宜，以免烧到头发。

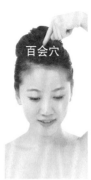

百会穴

　　百会，别名"三阳五会"，属督脉，位于头部，前发际正中直上 5 寸。百会穴能通达阴阳脉络，连贯周身经穴，对于调节机体的阴阳平衡起着重要的作用，有开窍醒脑，回阳固脱之功效。

艾灸疗法

- 温和灸。
- 每次灸 15~20 分钟，每日 1~2 次。
- 健脑醒神。

关元穴

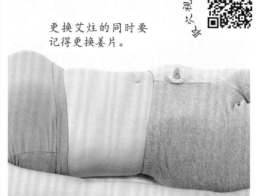

更换艾炷的同时要记得更换姜片。

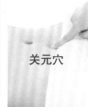

关元穴

　　关元，经穴名，属任脉。足三阴、任脉之会，小肠募穴。在下腹部，正中线上，肚脐中央向下 4 横指处即是。主治肾虚气喘、神经衰弱等。艾灸关元穴有强壮体魄的作用。

艾灸疗法

- 隔姜灸。
- 每次灸 5~7 壮，每日 1 次。
- 培元固本。

老中医 提醒您

治疗健忘症没有天然药物，需寻找发病原因，防患于未然或通过调理减缓症状。良好的情绪有利于神经系统与各器官、系统的协调统一，使机体的生理代谢处于较佳状态，增强大脑细胞的活力，对提高记忆力颇有裨益。

注重日常生活的调理

饮食调理 从饮食方面来讲，造成记忆力低下的元凶是甜食和咸食，而多吃富含维生素、矿物质、纤维素的蔬菜水果可以提高记忆力。

适当运动 体育运动能调节和改善大脑的兴奋与抑制过程，延缓大脑老化。

足三里穴

灸至穴位皮肤感到温热、舒适为宜。

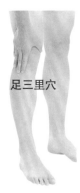

足三里穴

在小腿外侧，站立弯腰，同侧手虎口围住髌骨上外缘，余四指向下，中指指尖处即是。本穴有强壮作用，为保健要穴，是足阳明胃经的主要穴位之一，可缓解失眠、健忘、头晕等。

艾灸疗法

- 温和灸。
- 每次灸 15~20 分钟，每日 1~2 次。
- 扶正培元。

悬钟穴

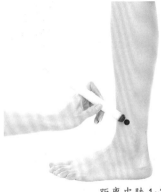

距离皮肤 1~2 厘米。

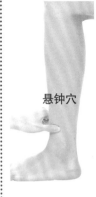

悬钟穴

外踝尖直上 4 横指处，腓骨前缘处即是悬钟穴。悬钟穴为八会穴之髓会，有填精益髓的作用。百会穴、关元穴、足三里穴、悬钟穴配合使用可以有效改善健忘、轻度认知障碍等问题，避免疾病向老年痴呆发展。

艾灸疗法

- 温和灸。
- 每次灸 10~20 分钟，每日 1~2 次。
- 填精生髓。

神经衰弱

益髓安神

神经衰弱指精神活动能力减弱，主要症状为精神易兴奋、大脑易疲劳、记忆力减退、头痛、睡眠质量差，还伴有各种躯体不适等症状。神经衰弱与持续的精神紧张损伤大脑有关。中医认为神经衰弱的根本原因在于肾虚，肾精不足，导致大脑失养，可以从补肾着手进行调理。

印堂穴

距离皮肤 2~3 厘米，注意不要灼伤皮肤。

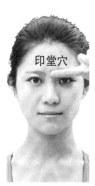
印堂穴

在头部，两眉毛内侧端连线中点处即是。艾灸印堂穴有明目通鼻，宁心安神的作用，可缓解头痛、眩晕、耳鸣等。

艾灸疗法

- 温和灸。
- 每次灸 5~10 分钟，每日 1~2 次。
- 促进头部的气血循环。

神门穴

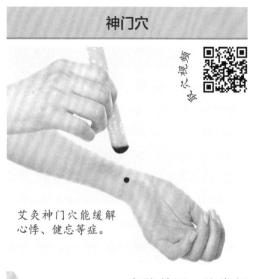

艾灸神门穴能缓解心悸、健忘等症。

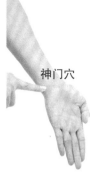
神门穴

在腕前区，腕掌侧远端横纹尺侧端，肌腱的桡侧缘。神，与鬼相对，气也；门，出入的门户也。该穴名意指心经体内经脉的气血物质由此交于心经体表经脉。可益心安神，补益心气。

艾灸疗法

- 温和灸。
- 每次灸 15~20 分钟，每日 1~2 次。
- 益心安神。

老中医提醒您

持续的压力或焦虑会增加体内的皮质醇水平，从而对食欲产生负面影响。而如果吃得不好，就会感到比以前更疲惫。因此吃健康的食物，多吸收营养物质，为身体创造一个康复环境是非常重要的。

注重日常生活的调理

饮食调理 即使没有胃口，也要按时用餐，并且要吃新鲜水果和蔬菜，全谷物和富含蛋白质的食物。

适当运动 运动是减少焦虑和压力的方法之一，从每日短途步行开始，逐渐增加运动的强度和频率。

三阴交穴

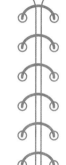

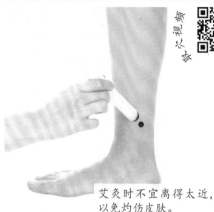

艾灸时不宜离得太近，以免灼伤皮肤。

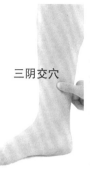

三阴交穴

三阴交穴在足内踝尖上3寸，胫骨内侧缘后方，统治肝、脾、肾三脏疾病，应用甚广。有健脾化湿，疏肝益肾的作用，可用于多种神经和精神系统疾病，如神经衰弱、心悸、失眠等。

艾灸疗法

- 温和灸。
- 每次灸10~15分钟，每日1~2次。
- 缓解疲倦乏力。

百会穴

距离穴位3~4厘米，避免烧到头发。

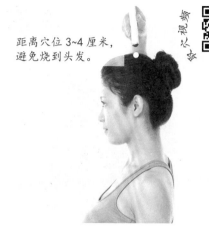

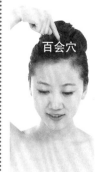

百会穴

在头部，两耳尖与头正中线相交处，按压有凹陷处即是。艾灸百会穴可开窍醒脑，回阳固脱，主治头痛、目眩、鼻塞、耳鸣、脑卒中、失语等病症。

艾灸疗法

- 温和灸。
- 每次灸15~20分钟，每日1~2次。
- 平肝息风。

抑郁

安神定志，疏肝解郁

抑郁是由于长期情志不舒，气机郁滞所导致的，以心情抑郁，情绪不宁，整日忧心忡忡，胸部满闷，胁肋胀痛，或易怒善哭，咽喉中如有异物梗塞等为症状的一类病症。随着当今社会的高速发展，生活节奏加快，生活压力变大，抑郁症的发病率越来越高，目前现代医学治疗该病主要是药物治疗，药物治疗虽然有一定疗效但存在不良反应大，复发率高的问题，而艾灸治疗可以减轻患者抑郁、焦虑症状，改善神经功能和认知功能，而且更加安全、经济。

百会穴	身柱穴

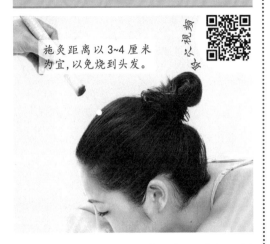

施灸距离以3~4厘米为宜，以免烧到头发。

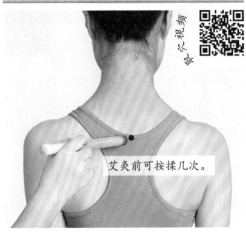

艾灸前可按揉几次。

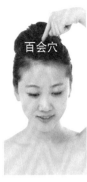

百会穴

百会，位于头部，前发际正中直上5寸。百会穴能通达阴阳脉络，连贯周身经穴，对于调节机体的阴阳平衡起着重要的作用，有开窍醒脑，回阳固脱之功效。

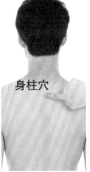

身柱穴

身柱穴在脊柱区，第3胸椎棘突下凹陷中，后正中线上。艾灸身柱穴有安神定志的功效。本穴归属督脉，其脉行于脊中，故又可治疗脊背强痛。

艾灸疗法

- 温和灸。
- 每次灸15~20分钟，每日1次，10日为1疗程。
- 开窍醒脑。

艾灸疗法

- 温和灸。
- 每次灸15~20分钟，每日1次，10日为1疗程。
- 安神定志。

老中医 提醒您

拥有广泛的兴趣爱好是抑郁症的良药。当一个人的人生只有一种选择的时候，他的快乐只能是单向选择，这种快乐是不稳定的，应该借助多种方式调节释放自己。老年人也要保持一份好奇心，经常参加一些文体活动，有助于调节情绪。

适当运动缓解抑郁

研究显示，游泳、慢跑、骑车等有氧运动可以刺激脑内激素的分泌，产生令人愉悦的物质，使人感到快乐。参加这些活动不仅可以增强体质，还可以增加与他人交流的机会。

膻中穴

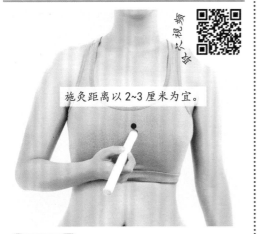

施灸距离以 2~3 厘米为宜。

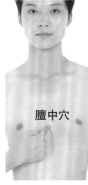

膻中穴

膻中穴在胸部，两乳头连线中点，前正中线上。膻中穴为八会穴之气会，有宣肺理气，宽胸降逆的作用，因其擅长调节情志，故多用于因情志不畅导致的气滞、血瘀、痰凝等证，对抑郁有良好疗效。

艾灸疗法

- 温和灸。
- 每次灸 10~15 分钟，每日 1 次，10 日为 1 疗程。
- 宽胸理气。

太冲穴

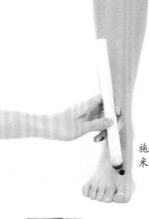

施灸距离以 1~2 厘米为宜。

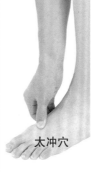

太冲穴

太冲穴在足背，沿第 1、2 趾间横纹向足背上推，至有一凹陷处即是。太冲穴为肝经原穴，有疏肝理气，清肝解郁之功效，且肝经循行到达头之巅顶，入络脑，故可治疗各类情志失常的疾病。

艾灸疗法

- 温和灸。
- 每次灸 10~20 分钟，每日 1 次，10 日为 1 疗程。
- 疏肝解郁。

疲劳乏力

健脾和胃，补益肝肾

疲劳表现在很多方面，比如大脑疲劳、神疲乏力、失眠健忘、注意力难以集中、头晕脑重、四肢疲劳等。过度疲劳、较长时期的疲劳，以及原因不明的疲劳，在经过一段时间休息之后仍无法消除时，应考虑身体是否有某些异常或疾病。

疲劳乏力要注意什么

1. 饮食上多吃健脾益气的食物，不宜食用耗气的食物，如空心菜、萝卜等。
2. 运动调养方面，可以选择一些柔缓的传统健身功法，如太极拳、八段锦等进行锻炼，以促进气血流通，运动后不要汗出当风。

疲劳乏力的病因

造成疲劳的原因很多，如经常熬夜、过度运动、情绪烦恼和不安、精神压力大等。坚持艾灸可以激发经气，解除疲劳，增强免疫功能，让人充满活力。

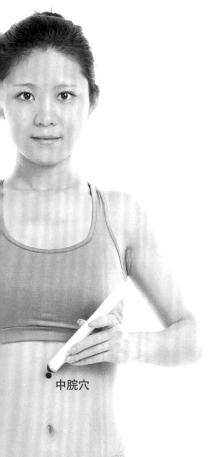

经常温和灸中脘穴15~20分钟，不仅可以解除疲劳，还能美容瘦身。

中脘穴

老中医提醒您

中医认为疲劳若伴有反复的感冒，总是出汗，说话声音低，通常是和肺部气虚有关系；饭后感觉腹胀，大便不成形，倦怠懒惰，通常是脾气虚弱所导致；尿频、腰酸腿疼多半是肾气虚弱造成的。

刺五加五味子茶

刺五加 15 克，五味子 6 克。同置杯中，冲入沸水，加盖闷 15 分钟即可。当茶饮，随冲随饮，每日 1 剂。适用于腰膝酸软、神疲乏力、失眠健忘、注意力不集中等症状。

艾灸疗法

　　若是瞌睡不断的大脑疲劳，可取气海穴、四神聪穴等益气升阳，补养大脑；若是头晕身重的躯干疲劳，可取中脘穴、肝俞穴等任督两脉经穴，以滋阴壮阳，强精固本。

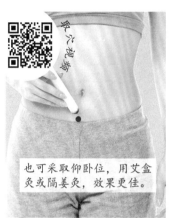

也可采取仰卧位，用艾盒灸或隔姜灸，效果更佳。

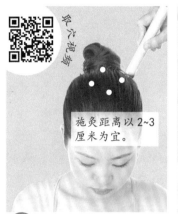

施灸距离以2~3厘米为宜。

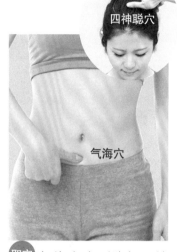

四神聪穴

气海穴

灸法 **艾灸气海穴**：点燃艾条，置于穴位上方1~2厘米处灸15~20分钟，以穴位皮肤感到温热、舒适为宜。艾灸气海穴有调气机，益元气，补肾虚，固精气的作用，为强壮要穴，是保健要穴之一。

灸法 **艾灸四神聪穴**：用艾条温和灸15~20分钟，以穴位皮肤感到温热、舒适为宜。艾灸四神聪穴可息风止痛，安神补脑，明目开窍。

取穴 气海穴在下腹部，前正中线上，肚脐中央向下2横指处即是。四神聪穴在头部，先找百会穴，其前后左右各1横指处即是，共4穴。

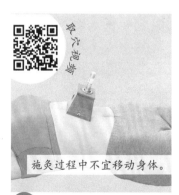

施灸过程中不宜移动身体。

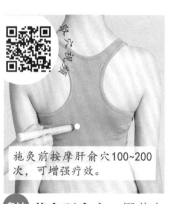

施灸前按摩肝俞穴100~200次，可增强疗效。

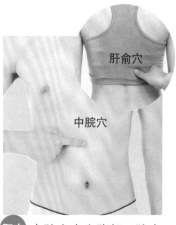

肝俞穴

中脘穴

灸法 **艾灸中脘穴**：取仰卧位，用艾盒灸15~20分钟，以穴位皮肤感到温热、舒适为宜。艾灸中脘穴可和胃健脾，降逆止呕。

灸法 **艾灸肝俞穴**：用艾条温和灸15~20分钟，以穴位皮肤感到温热、舒适为宜。艾灸肝俞穴可疏肝利胆，舒筋活络。

取穴 中脘穴在上腹部，脐中上4寸，前正中线上。肝俞穴在脊柱区，第9胸椎棘突下，后正中线旁开1.5寸。

颈椎病

舒筋活络

颈椎病，多由于颈椎或椎间盘退变、膨出、突出，骨刺形成，或韧带肥厚和激发的椎管狭窄刺激或压迫神经根、脊髓、椎动脉和交感神经等组织所致。中医认为本病与年老体衰、肝肾不足、伏案久坐、感受寒湿邪气导致筋骨受损，经络气血痹阻不通有关。该病主要表现为头、颈、臂、手、上胸背部疼痛或麻木、酸沉，放射性疼痛，伴有头晕、无力。

大椎穴

灸至穴位皮肤感到温热、舒适为宜。

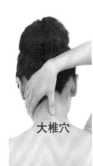

大椎穴

在项背部脊柱区，低头，颈背交界椎骨高突处椎体，其下缘凹陷处即是。阳热之气由此汇入本穴并与督脉的阳气上行头颈，有解表通阳，补虚宁神的功效。

艾灸疗法

- 温和灸。
- 每次灸 15~20 分钟，每日 1 次，10 日为 1 疗程。
- 缓解颈部疼痛。

肩井穴

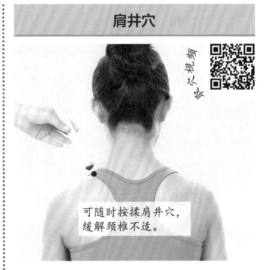

可随时按揉肩井穴，缓解颈椎不适。

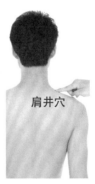

肩井穴

先找到大椎穴，再找到锁骨肩峰端，二者连线中点即是。艾灸此穴具有疏导水液的作用，可祛风清热，活络消肿，主治肩背痹痛、上肢不遂、颈项强痛等肩颈上肢部病症。

艾灸疗法

- 温和灸。
- 每次灸 15~20 分钟，每日 1 次，10 日为 1 疗程。
- 缓解颈项强痛。

老中医提醒您

颈椎病患者在日常生活中要注意改变不良的坐姿，积极进行锻炼，注意睡眠姿势，避免高枕或者无枕。避免长期低头姿势，注意颈部休息。采用中医疗法，如艾灸、按摩或中药敷贴，效果会更好。

注重日常生活的调理

饮食调理 多吃补气血和活血的食物，如山药、木耳、枸杞子、芝麻等。

适当运动 长期伏案者，应定时休息，适当做肩部肌肉的锻炼。

保护颈部 保护颈部，避免受风寒、潮湿。注意颈部保暖，不要对着空调直吹。

颈夹脊穴

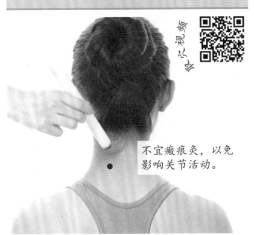

不宜瘢痕灸，以免影响关节活动。

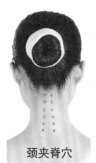

颈夹脊穴

颈夹脊穴内夹督脉，外邻足太阳膀胱经，可调节全身脏腑气血，疏通颈部经络，行气活血，祛风止痛，对各种颈肩部疼痛有很好疗效。

艾灸疗法

- 温和灸。
- 每次灸15~20分钟，每日1次，10日为1疗程。
- 祛风通络。

天宗穴

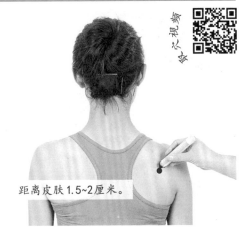

距离皮肤1.5~2厘米。

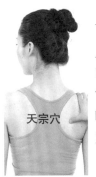

天宗穴

在肩胛区，肩胛冈下缘与肩胛骨下角连线上1/3与下2/3交点凹陷中。当颈肩部有疾病时，常在天宗穴有反应点，临床颈椎病患者多在此穴有压痛感。

艾灸疗法

- 温和灸。
- 每次灸15~20分钟，每日1次，10日为1疗程。
- 缓解肩背酸痛。

落枕

祛风通络，调和气血

落枕，俗称"失颈"，是一种常见病。一般情况下入睡前并无任何症状，睡醒后感到颈背部明显酸痛，脖子活动受限。

落枕要注意什么

注意颈部保暖，颈部受寒冷刺激会使肌肉血管痉挛，加重颈部板滞疼痛。在秋冬季节，最好穿高领衣服；季节交替、夜间睡眠时应注意防止颈肩部受凉；炎热季节，空调温度不能太低。

落枕的病因

诱发落枕的因素很多，如颈部关节、韧带、肌肉不注意保暖，受到了寒冷的刺激，引起局部肌肉痉挛性收缩；或者是睡觉姿势欠妥、枕头使用不当，导致颈部一侧肌肉韧带受到过度牵拉。艾灸治疗对缓解本症有较好的疗效，可温经散寒，舒筋活络。

配合大杼穴拔罐能够加强祛风解表，温阳补气的效果。

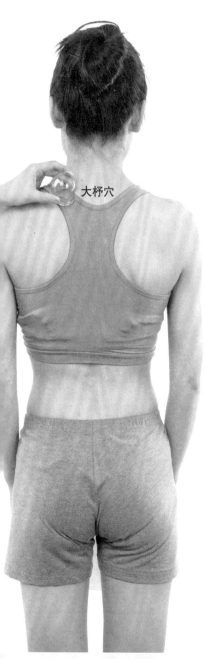

大杼穴

老中医提醒您

艾灸后颈部仍然发冷可能是由于艾灸时艾条离得较远或者火力较弱，这种情况下可以将艾条离得稍近一些或者换用粗一些的艾条来进行艾灸。也可能是排风寒反应，最好配合使用隔姜灸、隔附子灸，能够加强温阳补气的效果。

当归丹参饮

当归 10 克，丹参 12 克，葛根 15 克，羌活 6 克，防风 9 克。将 5 种原料一起放入锅中，加水煎煮饮之。此饮补血活血，祛风散寒，适用于落枕。

督脉、太阳经证型落枕艾灸疗法

　　主要症状表现为颈项背部强痛，低头时加重，颈背部压痛明显。治疗宜行气活血，舒筋通络。

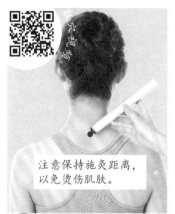

注意保持施灸距离，以免烫伤肌肤。

灸法 **艾灸大椎穴**：用艾条温和灸15~20分钟，每日1次。艾灸大椎穴可清热息风，解表通阳，缓解外感发热、头项强痛。

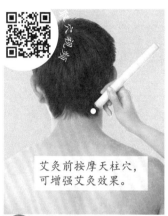

艾灸前按摩天柱穴，可增强艾灸效果。

灸法 **艾灸天柱穴**：距离皮肤1.5~2厘米，用艾条温和灸15~20分钟，每日1次。艾灸天柱穴可清头明目，强筋壮骨，缓解头痛、头晕、颈项僵硬等。

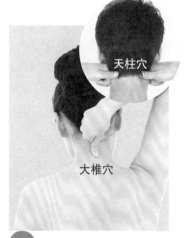

天柱穴

大椎穴

取穴 大椎穴在脊柱区，颈背交界椎骨高突处椎体，下缘凹陷处即是。天柱穴在颈后区，触摸颈后两条大筋，在其外侧，后发际边缘可触及一凹陷处即是。

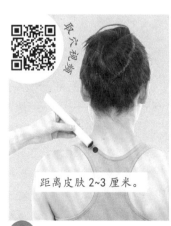

距离皮肤2~3厘米。

灸法 **艾灸大杼穴**：点燃艾条，温和灸15~20分钟，每日1次，可强筋壮骨，清热止痛，通经活络，缓解头痛、肩背痛等症状。

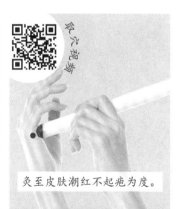

灸至皮肤潮红不起疱为度。

灸法 **艾灸后溪穴**：点燃艾条，温和灸15~20分钟，每日1次，可清心安神，平肝息风，缓解头项急痛、颈椎病。

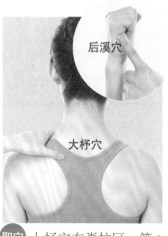

后溪穴

大杼穴

取穴 大杼穴在脊柱区，第1胸椎棘突下，后正中线旁开1.5寸。握拳时，小指掌指关节后皮肤皱襞突起尖端处即是后溪穴。

少阳经证型落枕艾灸疗法

主要症状表现为颈肩部强痛，头歪向患侧，向健侧转动时加重，颈肩部压痛明显。治疗宜温经散寒。

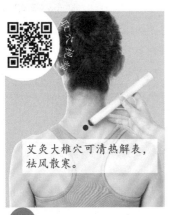

艾灸大椎穴可清热解表，祛风散寒。

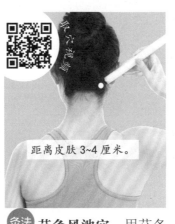

距离皮肤3~4厘米。

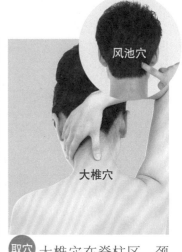

风池穴

大椎穴

灸法 艾灸大椎穴：用艾条温和灸15~20分钟，每日1次，能缓解外感发热、头项强痛。

灸法 艾灸风池穴：用艾条温和灸15~20分钟，每日1次。艾灸前用拇指或食指按摩左右风池穴1~2分钟，可以增强疗效。

取穴 大椎穴在脊柱区，颈背交界椎骨高突处椎体，下缘凹陷处即是。风池穴在颈后区，后头骨下两条大筋外缘陷窝中，与耳垂齐平处即是。

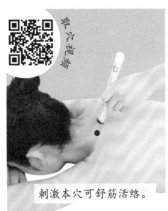

刺激本穴可舒筋活络。

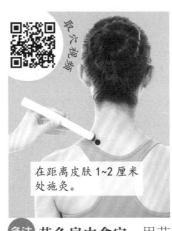

在距离皮肤1~2厘米处施灸。

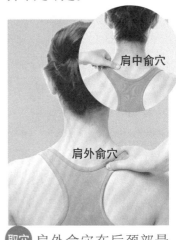

肩中俞穴

肩外俞穴

灸法 艾灸肩外俞穴：距离皮肤2~3厘米，温和灸15~20分钟，每日1次。经常拍打肩胛区域，有利于疏通经络，让上半身的神经肌肉都得到放松。

灸法 艾灸肩中俞穴：用艾条温和灸15~20分钟，每日1次。可解表宣肺，活络止痛，缓解肩背疼痛。

取穴 肩外俞穴在后颈部最突起椎体往下数1个椎骨的棘突下，旁开4横指处即是。肩中俞穴在脊柱区，后颈部最突起椎体旁开3横指处。

肩周炎

舒筋活络，温经止痛

肩周炎又称"五十肩""漏肩风"，是以肩部持续疼痛及活动受限为主症的一种疾病。人过中年，身体状况会逐渐走向衰退，肝肾逐渐虚损，容易导致筋脉失养，这是肩周炎发病的内因。此外，肩部直接感受风、寒、湿等侵袭则是造成肩周炎的外因。

肩周炎要注意什么

宜多吃富含维生素C的新鲜水果、绿叶蔬菜等，忌吃肥腻食品。平时要多做肩关节的旋转动作，特别是外展和上举动作，这样才能够松解粘连，促进恢复。严重时需配合药物、手术治疗。

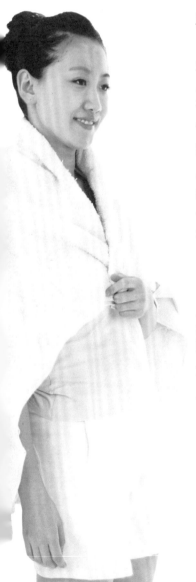

肩周炎的病因

肩周炎是由肩部感受风寒所致，故又名"漏肩风"。该病属于"痹证"，受风、寒、湿三气夹杂侵袭所为，导致局部气血痹阻，引发疼痛。隔姜灸能温经散寒，通络止痛，一般施灸数次后可有效缓解疼痛。

肩周炎患者平时要注意肩部保暖，以防外邪侵袭，艾灸后也要注意保暖，可以拿毯子适时盖住肩部。

老中医提醒您

灸法治疗肩周炎效果较好，如果久治不愈，或治疗后加重需排除肩袖损伤。凡患肩周炎的人，可佩戴艾草制成的护肩甲，对保护肩周免受风寒侵袭，效果较佳。平时还可以进行摇上臂的锻炼，左右手臂正反交替进行，能起到活动关节的作用。

桑枝地龙饮

桑枝10克，羌活6克，络石藤12克，地龙10克，石楠藤15克。将以上所有原料一起放入锅中，加水煎煮饮之。此饮有祛风湿，利关节的功效。

风寒外袭型肩周炎艾灸疗法

　　主要症状有肩部冷痛，昼轻夜重，举臂及后旋时疼痛加剧，活动受限，疼痛部位畏寒，得温痛减。治疗宜疏风散寒，温经通络。

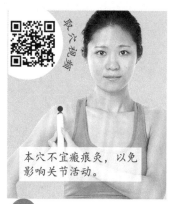

本穴不宜瘢痕灸，以免影响关节活动。

灸法 艾灸肩髃穴： 每次温和灸 15~20 分钟，每日或隔日 1 次。艾灸前轻轻按揉此穴 3~5 分钟，可以增强疗效。

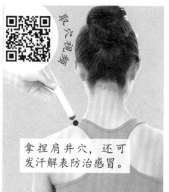

拿捏肩井穴，还可发汗解表防治感冒。

灸法 艾灸肩井穴： 每次温和灸 15~20 分钟，每日或隔日 1 次。艾灸前用手指按摩对侧的肩井穴，用力按压 5 秒后慢慢放开，重复 10 次后换手，可以增强疗效。

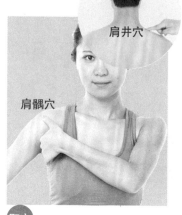

肩井穴

肩髃穴

取穴 取肩髃穴 时屈肘抬臂，用拇指按压肩尖下，肩前呈现凹陷处即是。肩井穴在肩胛区，第 7 颈椎棘突与肩峰最外侧点连线的中点即是。

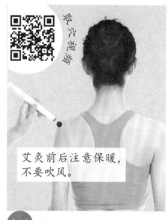

艾灸前后注意保暖，不要吹风。

灸法 艾灸肩髎穴： 用艾条温和灸 15~20 分钟，每日或隔日 1 次。每日早晚各按揉此穴 1 次，每次 1~3 分钟，可辅助治疗肩周炎。

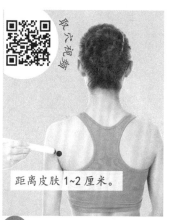

距离皮肤 1~2 厘米。

灸法 艾灸肩贞穴： 用艾条温和灸 15~20 分钟，每日或隔日 1 次。也可选择隔姜灸，有舒筋活络的功效。

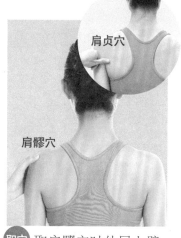

肩贞穴

肩髎穴

取穴 取肩髎穴 时外展上臂，肩膀后下方凹陷处即是。肩贞穴在肩胛区，肩关节后下方，腋后纹头直上 1 寸处即是。

经筋失养型肩周炎艾灸疗法

主要症状有肩痛日久，患部经筋失养，肌肉失荣而枯萎，经筋挛缩而软短，故举臂其手不及头，后旋其手不及背，酸痛乏力，局部畏寒，得温而舒，受凉则剧。治疗宜温经活血，强筋壮骨。

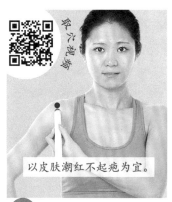

以皮肤潮红不起疱为宜。

灸法 艾灸肩髃穴： 用艾条温和灸 15~20 分钟，每日或隔日 1 次。艾灸此穴可舒筋活络，祛风活血。

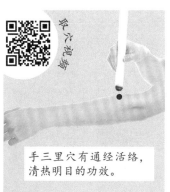

手三里穴有通经活络，清热明目的功效。

灸法 艾灸手三里穴： 距离皮肤 3~4 厘米，用艾条温和灸 15~20 分钟，每日或隔日 1 次，能促进上肢气血循环，也可用隔姜灸或回旋灸。

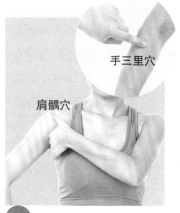

手三里穴

肩髃穴

取穴 取肩髃穴时屈肘抬臂，用拇指按压肩尖下，肩前呈现凹陷处即是。手三里穴在前臂，肘横纹下 2 寸，阳溪穴与曲池穴连线上。

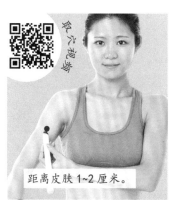

距离皮肤 1~2 厘米。

灸法 艾灸臂臑穴： 点燃艾条，温和灸 15~20 分钟，每日或隔日 1 次，濡养肩周，也可用隔姜灸。

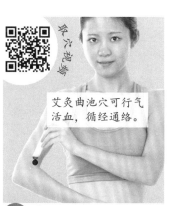

艾灸曲池穴可行气活血，循经通络。

灸法 艾灸曲池穴： 用艾条温和灸 15~20 分钟，每日或隔日 1 次，或隔姜灸 3~5 壮，灸前用拇指指腹按压此穴 20~30 次。

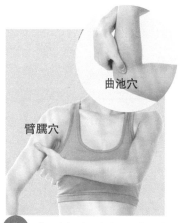

曲池穴

臂臑穴

取穴 臂臑穴在臂部，曲池穴上 7 寸，三角肌前缘处。曲池穴在肘区，先找到尺泽穴和肱骨外上髁，其连线中点处即是。

强直性脊柱炎

补肾强肾

强直性脊柱炎是一种慢性炎症性疾病，属于风湿免疫病。本病发病缓慢，常见的症状有腰背痛、发僵、半夜痛醒、翻身困难，活动后疼痛减缓，随着疾病向胸颈部脊椎发展，出现相应部位疼痛、活动受限或脊柱畸形，西医对本病尚无根治方法。本病属于中医的"骨痹"范畴，主因肝肾亏虚，正气不足，风寒湿邪侵袭人体，邪滞督脉所致，艾灸有良好的益气活血，扶正祛邪，通络止痛的作用，可有效缓解患者疼痛，改善活动受限，提高生活质量。

夹脊穴	脾俞穴

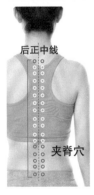

距离皮肤 2~3 厘米，从上到下依次艾灸。

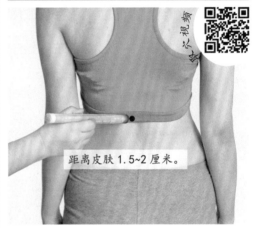

距离皮肤 1.5~2 厘米。

后正中线

夹脊穴

在脊柱区，颈背交界椎骨高突处椎体，向下推共有 17 个椎体，旁开半横指处即是，一侧 17 穴，左右共 34 穴。艾灸夹脊穴可舒筋活络，缓解心、肺及上肢疾患。刺激本穴还能治疗相应内脏的病变。

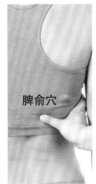

脾俞穴

脾俞穴在脊柱区，第 11 胸椎棘突下，后正中线旁开 1.5 寸。艾灸脾俞穴可疏肝利胆，清热化湿。主治腹胀、腹泻、呕吐、痢疾等脾胃肠腑病证和背痛。

艾灸疗法

- 温和灸。
- 每次灸 5~10 分钟，每日 1 次，15 日为 1 疗程。
- 息风止痛。

艾灸疗法

- 温和灸。
- 每次灸 15~20 分钟，每日 1 次，15 日为 1 疗程。
- 缓解背痛。

老中医提醒您

艾灸后发热上火是正常反应，因为艾灸的热力进入体内，使血液流动加速，其产生的温阳之气逐渐祛除体内的寒邪，导致寒邪外发，从而引起身体某些部位的上火和炎症。

注重日常生活的调理

选择硬板床，睡眠时采取仰卧位，避免侧身弯曲的体位。站立时应尽量保持挺胸、收腹和双眼平视前方的姿势。坐时也应保持胸部直立。在体力允许下进行合理地锻炼，首选有氧运动，如散步、太极拳。

肾俞穴

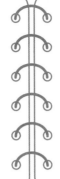

艾灸过程中感觉烫热时，可在姜片下再垫一块姜片。

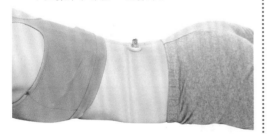

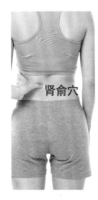

肾俞穴在脊柱区，第2腰椎棘突下，后正中线旁开1.5寸。肾脏的寒湿水气由此外输膀胱经，经常刺激肾俞穴有益肾助阳，强腰利水的功效。

艾灸疗法

- 隔姜灸或温和灸。
- 每次灸15~20分钟，每日1次，15日为1疗程。
- 缓解腰痛。

肝俞穴

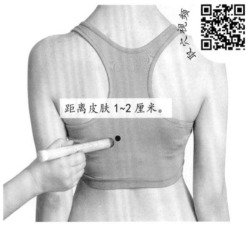

距离皮肤1~2厘米。

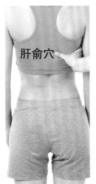

肝俞穴

肝俞穴在脊柱区，第9胸椎棘突下，后正中线旁开1.5寸。艾灸肝俞穴可疏肝利胆，清热凉血，缓解脊背痛。

艾灸疗法

- 温和灸。
- 每次灸15~20分钟，每日1次，15日为1疗程。
- 理气止痛。

腰肌劳损

行气活血，舒筋活络

腰肌劳损是腰部肌肉、筋膜、韧带等软组织的慢性损伤，慢性腰痛大多属于这种软组织劳损。腰肌劳损的主要表现为经常性发作的腰痛或酸胀感，劳累后更甚，休息后略有缓解，腰部两侧有压痛感，但活动不受限。

腰肌劳损要注意什么

1. 防止潮湿，寒冷受凉，不要随意睡在潮湿的地方。
2. 体育运动或剧烈活动前要做好准备活动。
3. 腰部作为人体运动的中心，过度劳累，必然造成损伤而出现腰痛，因此，在各项工作中要有劳有逸。

腰肌劳损的病因

腰肌劳损主要是工作和运动姿势不当，疲劳过度，或外感风寒湿邪，影响局部气血运行，血行不畅促使腰骶肌肉、筋膜和韧带紧张痉挛变性，从而引起慢性腰痛。艾灸疗法的效果较好，通经活络之余，能明显缓解腰腿疼痛，心情也会变轻松。

腰部软组织劳损的发病部位，大多属督脉和足太阳经的循行路线。因此治疗该病可取疼痛处的阿是穴刮痧、艾灸或拔罐。

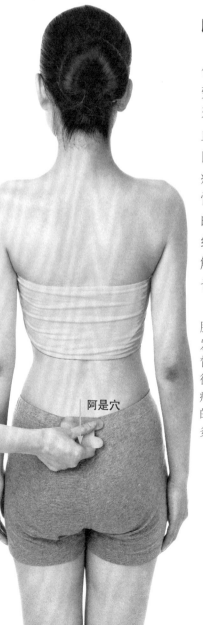

阿是穴

老中医提醒您

平时要避免过劳，适当运动锻炼，加强腰背肌锻炼，防止肌肉张力失调。如果取俯卧位，去枕，然后用力挺胸抬头，双手双脚向空中伸展；也可仰卧床上，去枕，头部用力向后顶床，抬起肩部；也可用理疗、推拿、按摩等舒筋活血疗法来缓解症状。

椒茴煮猪尾

胡椒 12 克，八角 10 克，猪尾 1 条，盐适量。猪尾去毛洗净，切段，放入砂锅中，加清水、胡椒、八角一起用小火煮约 1 小时，加盐调味即可。

艾灸疗法

　　腰肌劳损内因是先天禀赋不足，或年老体弱肾气亏虚，外因主要是风、寒、湿侵袭人体，或跌仆损伤导致气滞血瘀，脉络受阻。治当温经散寒，舒筋活络，通经止痛，可取肾俞穴、命门穴、腰阳关穴等施灸。

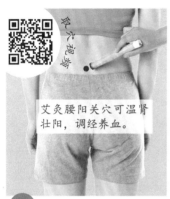

艾灸腰阳关穴可温肾壮阳，调经养血。

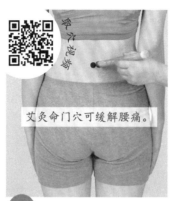

艾灸命门穴可缓解腰痛。

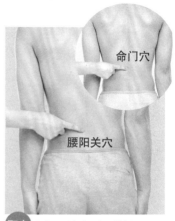

命门穴

腰阳关穴

灸法 艾灸腰阳关穴：用艾条温和灸15~20分钟，以穴位皮肤感到温热、舒适为宜。

灸法 艾灸命门穴：将艾条置于距离穴位2~3厘米处施以温和灸15~20分钟，以穴位皮肤感到温热、舒适为宜。

取穴 腰阳关穴在脊柱区，第4腰椎棘突下凹陷中，后正中线上。命门穴在脊柱区，第2腰椎棘突下凹陷中，后正中线上。

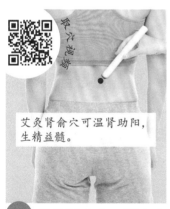

艾灸肾俞穴可温肾助阳，生精益髓。

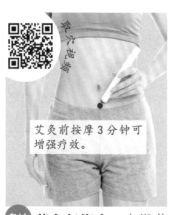

艾灸前按摩3分钟可增强疗效。

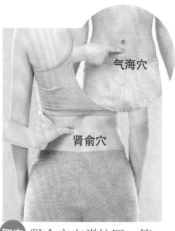

气海穴

肾俞穴

灸法 艾灸肾俞穴：距离穴位皮肤1~2厘米，用艾条温和灸15~20分钟，以穴位皮肤感到温热、舒适为宜。

灸法 艾灸气海穴：点燃艾条，温和灸15~20分钟。艾灸气海穴可补中益气，涩精止遗，缓解腰肌劳损等。

取穴 肾俞穴在脊柱区，第2腰椎棘突下，后正中线旁开1.5寸。气海穴在下腹部，脐中下1.5寸，前正中线上。

腰椎间盘突出症

温经活血，通络止痛

腰椎间盘突出的典型症状为腰痛，甚至伴有向臀部、大腿后方、小腿外侧直到足部的放射痛，在打喷嚏和咳嗽时疼痛会加重。大部分患者有不同程度的腰部活动受限，甚至不能转身、弯腰等。

腰椎间盘突出与肾气不足、精血亏虚有关。患者的病情会随着天气的变化而变化，这是由于正气不足，风寒湿入侵人体，使气血运行不畅，由此导致病情加重。

腰眼穴

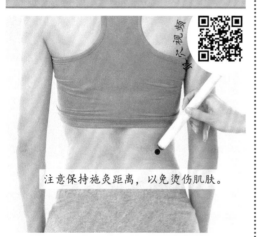

注意保持施灸距离，以免烫伤肌肤。

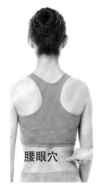

腰眼穴

在腰区，两侧髂嵴高点水平线与脊柱交点旁开3.5寸处即是。腰眼穴位于"带脉"（环绕腰部的经脉）之中，为肾脏所在部位。常艾灸腰眼穴，能温煦肾阳，畅达气血，主治腰痛、遗尿、肾炎等。

艾灸疗法

- 温和灸。
- 每次灸15~20分钟，每日1次，10日为1疗程。
- 畅通气血。

腰阳关穴

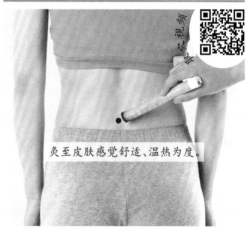

灸至皮肤感觉舒适、温热为度。

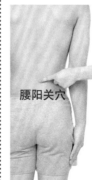

腰阳关穴

在脊柱区，两侧髂嵴高点连线与脊柱交点处，可触及一凹陷处即是。艾灸腰阳关穴可缓解腰骶部病变、坐骨神经痛、遗精等。

艾灸疗法

- 温和灸。
- 每次灸15~20分钟，每日1次，10日为1疗程。
- 通络止痛。

老中医提醒您

腰椎间盘突出症是在退行性变基础上积累伤所致，积累伤又会加重腰椎间盘的退变，因此预防的重点在于减少积累伤。平时要有良好的坐姿，睡眠的床不宜太软。长期伏案工作者需要注意桌、椅高度，伏案每隔2小时最好活动一下。

注重日常生活的调理

1. 腰痛缓解后应加强腰背肌训练，长期使用腰部者，尤其需要注意腰背肌锻炼，以防止失用性肌肉萎缩带来不良后果。
2. 如需弯腰取物，最好采用屈髋、屈膝下蹲方式，减少对腰椎间盘后方的压力。

肾俞穴

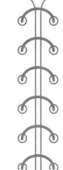

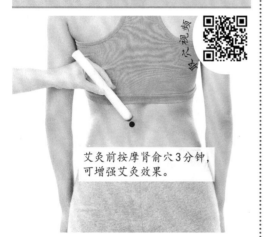

艾灸前按摩肾俞穴3分钟，可增强艾灸效果。

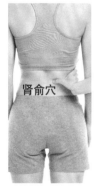

肾俞穴

肾俞穴在脊柱区，第2腰椎棘突下，后正中线旁开1.5寸。肾俞穴是肾脏的寒湿水气由此外输膀胱经，艾灸肾俞穴可以温肾助阳，缓解腰疼。

艾灸疗法

- 温和灸。
- 每次灸15~20分钟，每日1次，10日为1疗程。
- 除湿散寒。

委中穴

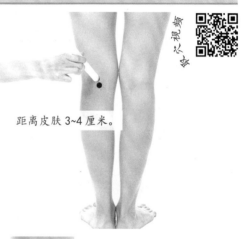

距离皮肤3~4厘米。

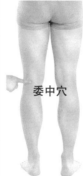

委中穴

在膝后区，膝盖后面凹陷中央的腘横纹中点即是。艾灸委中穴可健脾和胃，通络止痛，缓解腰背痛、下肢痿痹等腰及下肢疾病。

艾灸疗法

- 温和灸。
- 每次灸15~20分钟，每日1次，10日为1疗程。
- 通络止痛。

坐骨神经痛

舒筋活络，通经止痛

坐骨神经痛是指以沿坐骨神经分布（腰、臀、大腿后侧、小腿后外侧及足外侧）的疼痛、活动受限为主要症状的综合征。坐骨神经痛属中医学"痹证""腰腿痛"的范畴，其发生与腰部闪挫伤、慢性劳损、感受寒湿外邪等有关，主要病机是气血瘀滞，经络不通。艾灸以艾草纯阳之火来温通经络，调气活血，对本病有较好效果。

环跳穴

灸前可先用力按揉几分钟。

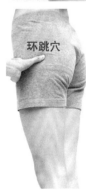

环跳穴

在臀区，股骨大转子最高点与骶管裂孔连线上的外 1/3 与内 2/3 交点处即是。本穴有祛风化湿，强健腰膝的功效，主治腰胯疼痛、下肢麻痹、挫闪腰痛、半身不遂等。

艾灸疗法

- 温和灸。
- 每次灸 15~20 分钟，每日 1 次，10 日为 1 疗程。
- 除湿止痛。

阳陵泉穴

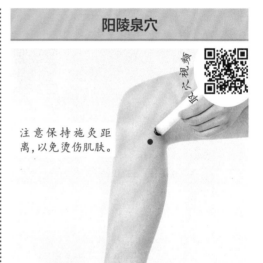

注意保持施灸距离，以免烫伤肌肤。

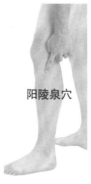

阳陵泉穴

在小腿外侧，腓骨头前下方凹陷中。阳陵泉穴是足少阳之脉所入为合的合上穴，为八会穴之筋会。艾灸此穴有活血通络，疏调经脉的作用，可缓解坐骨神经痛、下肢痿痹等。

艾灸疗法

- 温和灸。
- 每次灸 15~20 分钟，每日 1 次，10 日为 1 疗程。
- 通络止痛。

老中医提醒您

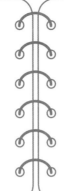

初次艾灸后，不少人会出现失眠的症状，或伴有疲倦乏力的感觉。这是因为被灸者体质较差，阳气进入体内后，使人体血液流动加速，全身细胞活跃，故容易产生疲倦感。

注重日常生活的调理

1. 忌久坐，常坐办公室或伏案读书等，不但易导致大便秘结，还直接压迫坐骨神经，使疼痛加重。
2. 忌居处潮湿或涉水冒雨，身着湿衣等，会导致湿邪内侵，使坐骨神经痛加重。

夹脊穴

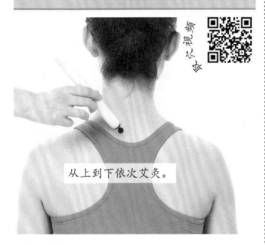

从上到下依次艾灸。

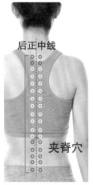

后正中线

夹脊穴

在脊柱区，颈背交界椎骨高突处椎体，向下推共有 17 个椎体，旁开半横指处即是，一侧 17 穴，左右共 34 穴。艾灸可疏通腰部局部气血，通经止痛。

艾灸疗法

- 温和灸。
- 每次灸 5~10 分钟，每日 1 次，10 日为 1 疗程。
- 温肾壮阳。

委中穴

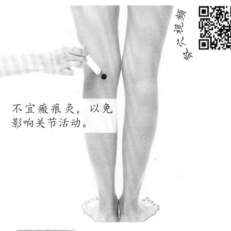

不宜瘢痕灸，以免影响关节活动。

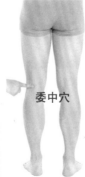

委中穴

在膝后区，膝盖后面凹陷中央的腘横纹中点即是，是足太阳膀胱经的常用腧穴之一。艾灸委中穴可健脾和胃，通络止痛，主治腰背痛、下肢痿痹等腰及下肢疾病。

艾灸疗法

- 温和灸。
- 每次灸 15~20 分钟，每日 1 次，10 日为 1 疗程。
- 通络止痛。

足跟痛

行气活血，舒筋活络

　　足跟痛是足跟周围由于慢性劳损等引起足跟部骨和软组织的无菌性炎症和退行性病变。多生于中老年人。本病属于中医学"筋伤""骨痹"的范畴，多因肝肾亏虚，气血不足，又脚跟着凉，血脉凝滞，经络痹阻所致，可用艾灸温经散寒，活血，散结止痛。

足跟痛要注意什么

1. 长期久站或走路的人群一定要注意脚部的休息。

2. 每天坚持温水泡脚30分钟，加快脚部血液循环，能够预防和缓解足跟痛。

3. 冬季做好脚部的保暖，减少疼痛的发作。

4. 锻炼足部，增强肌肉韧带的力量。

足跟痛的病因

　　足跟痛属于中医学"筋伤""骨痹"的范畴，多因肝肾亏虚、气血不足、脚跟着冷凉、血脉凝滞、经络痹阻所致。

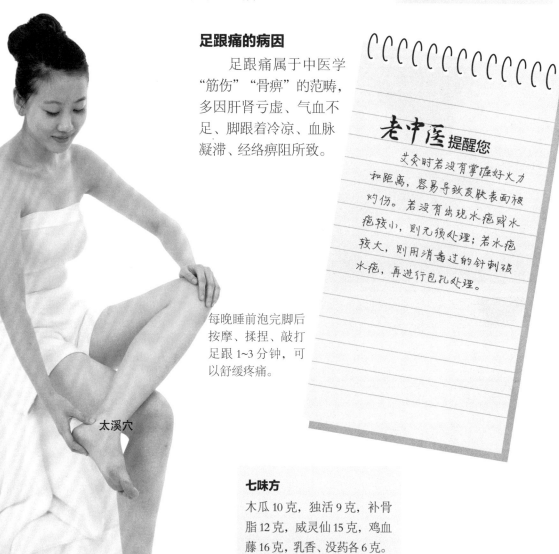

太溪穴

每晚睡前泡完脚后按摩、揉捏、敲打足跟1~3分钟，可以舒缓疼痛。

老中医提醒您

艾灸时若没有掌握好火力和距离，容易导致皮肤表面被灼伤。若没有出现水疱或水疱较小，则无须处理；若水疱较大，则用消毒过的针刺破水疱，再进行包扎处理。

七味方

木瓜10克，独活9克，补骨脂12克，威灵仙15克，鸡血藤16克，乳香、没药各6克。将所有原料一起放入锅中，加水煎煮饮之。此饮祛风散寒，可缓解风湿痹痛。

艾灸疗法

先取昆仑穴，舒筋活络，减缓足跟部的紧张感；接着取太溪穴、照海穴来补肾通络；然后取申脉穴来疏通局部气血，消肿止痛。

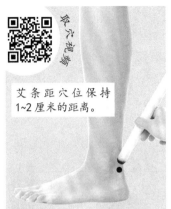

艾条距穴位保持1~2厘米的距离。

灸法 艾灸昆仑穴：用艾条温和灸 15~20 分钟，以穴位皮肤感到温热、舒适为宜。有舒筋活络，清热凉血的功效，可缓解足跟痛、下肢痿痹等症状。

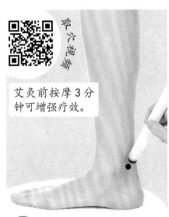

艾灸前按摩 3 分钟可增强疗效。

灸法 艾灸太溪穴：用艾条温和灸 10~15 分钟，以穴位皮肤感到温热、舒适为宜。有滋阴填精，温肾助阳的功效，可缓解足跟痛、失眠等症状。

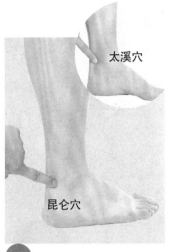

太溪穴

昆仑穴

取穴 昆仑穴在踝区，正坐垂足着地，外踝尖与跟腱之间凹陷处。太溪穴在踝区，由足内踝向后推至与跟腱之间凹陷处即是。

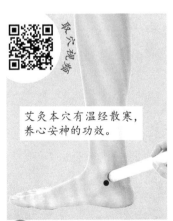

艾灸本穴有温经散寒，养心安神的功效。

灸法 艾灸照海穴：点燃艾条，温和灸 10~20 分钟，以穴位皮肤感到温热、舒适为宜。

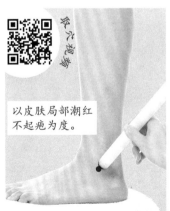

以皮肤局部潮红不起疱为度。

灸法 艾灸申脉穴：用艾条温和灸 10~20 分钟，以穴位皮肤感到温热、舒适为宜。有温阳益气，行气活血的功效，可缓解关节痛。

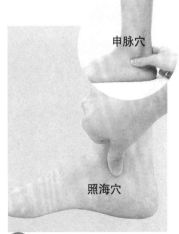

申脉穴

照海穴

取穴 照海穴在踝区，由内踝尖垂直向下推，至下缘凹陷处即是。申脉穴在踝区，外踝尖垂直向下凹陷处，按压有酸胀感处。

类风湿性关节炎

行气止痛

　　类风湿性关节炎是以晨僵、关节痛、按压时疼痛明显，关节肿胀等为主要临床表现的自身免疫性疾病。本病属于中医"痹证"的范畴，多因风、寒、湿邪侵犯体表、肌肉、筋骨、关节，经络壅滞，痰湿阻滞，瘀血停积而发病。

　　中医治疗本病以行气活血，祛风除湿，补益肝肾为主，尤其是艾灸以其温通之功，对于以风、寒、湿邪为主的患者有很好的帮助。

大椎穴

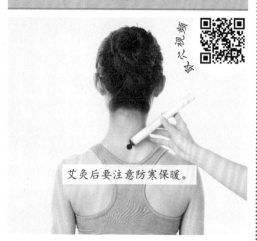

艾灸后要注意防寒保暖。

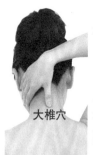

大椎穴

　　在脊柱区，颈背交界椎骨高突处椎体，下缘凹陷处即是。手足三阳的阳热之气由此汇入本穴，并与督脉的阳气上行头颈。本穴能益气壮阳，主治肩背疼痛、腰脊强痛、颈椎病等。

艾灸疗法

- 温和灸。
- 每次灸15~20分钟，每日1次，10日为1疗程。
- 缓解头项强痛。

大杼穴

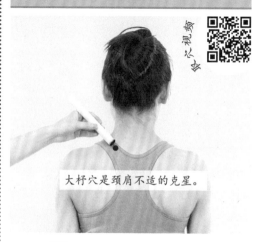

大杼穴是颈肩不适的克星。

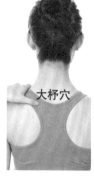

大杼穴

　　大杼穴在脊柱区，第1胸椎棘突下，后正中线旁开1.5寸。此穴可强筋骨，清邪热，有祛风解表，强筋壮骨的作用，主治肩背痛、腰脊强痛等病症。

艾灸疗法

- 温和灸。
- 每次灸15~20分钟，每日1次，10日为1疗程。
- 缓解颈椎疼痛。

老中医提醒您

一般说来，在关节肿痛明显的急性期，应适当限制关节活动。但是，一旦肿痛改善，应在不增加患者痛苦的前提下进行功能活动。对无明显关节肿痛，但伴有可逆性关节活动受限者，应鼓励其进行正规的功能锻炼。

注重日常生活的调理

1. 避免过度体力消耗。要注意减少工作强度和日常生活的体力消耗。
2. 避免关节长时间保持一个动作。如不要长时间站立，在适当时候坐下来休息。
3. 避免关节长期处于变形位置。在睡眠或走路时都要保持良好姿势。

命门穴	阿是穴

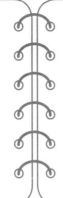

艾灸前按摩或刮痧命门穴，可增强艾灸效果。

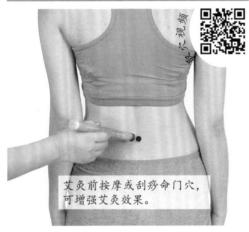

命门穴在脊柱区，第2腰椎棘突下凹陷中，后正中线上。艾灸命门穴有培元固本，强健腰膝的效果，主治寒湿性腰痛、腿痛等症。

命门穴

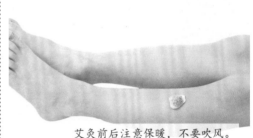

艾灸前后注意保暖，不要吹风。

在痛点处隔姜灸，取生姜一块，选新鲜老姜，沿生姜纤维纵向切取，切成0.2～0.3厘米厚的姜片，大小可据穴区部位所在和选用的艾炷的大小而定，中间用牙签穿刺数孔。用中等艾炷，每个穴位灸3壮，每日1次。

艾灸疗法

- 温和灸。
- 每次灸15~20分钟，每日1次，10日为1疗程。
- 温经散寒。

艾灸疗法

- 隔姜灸。
- 每次灸15~20分钟，每日1次，10日为1疗程。
- 缓解酸痛。

慢性支气管炎

止咳化痰，清热理气

慢性支气管炎属于中医"咳嗽、痰饮、喘证"的范畴。支气管炎是由病毒和细菌反复感染，发生于气管、支气管黏膜及其周围组织的一种炎症，以长期咳嗽、咯痰、气喘、呼吸困难，每年发病 3 个月或更长，连续 2 年或 2 年以上为主要特征。

慢性支气管炎要注意什么

慢性支气管炎的食疗方法需要根据患者的体质和具体病情来选择。建议患者食用清热、健脾、化痰的食物，如莲子、山药、板栗、百合等食物，达到药食同源的目的。

慢性支气管炎的病因

中医认为其发病原因主要为痰浊阻肺，肺气上逆，又有脾失健运，痰饮内停，肾气不足，水饮泛滥而成病，故治疗当理气化痰，止咳平喘。艾灸可温助阳气，通调水道，化解咳嗽，阳气虚弱，寒邪客肺，痰饮阻肺的病机。

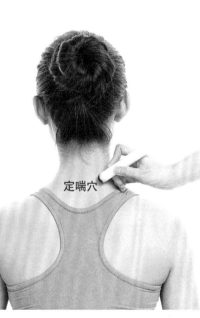

定喘穴

艾灸本穴有良好的止咳平喘之功，可用于辅助治疗咳嗽、喘息等。

老中医提醒您

出现咳嗽加重，分泌物增多可能是身体排痰湿的反应，也可能是由于使用的艾条质量不佳或者姿势不对，导致产生的烟火刺激到了呼吸道，需正确判断原因以便后续操作。一般在艾灸时应避免烟雾直熏口鼻。

茼蒿冰糖饮

茼蒿 100 克，冰糖适量。将茼蒿择洗干净，加水煎煮取汁，再加入冰糖即成。分 2 次服用。茼蒿可健脾养胃，化痰利气，适用于痰热咳嗽，咯黄稠痰。

艾灸疗法

慢性支气管炎病变发作期，可先取肺俞穴、中府穴、曲池穴、定喘穴、丰隆穴等宣肺止咳，行气化痰；病变趋于稳定时，可取膻中穴、气海穴、足三里穴等健脾益气，运化痰湿，以增强机体的免疫功能。

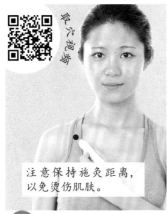

注意保持施灸距离，以免烫伤肌肤。

灸法 艾灸中府穴：用艾条温和灸 15~20 分钟，也可用艾盒灸。艾灸中府穴可止咳平喘，清泻肺热，缓解支气管扩张、咳嗽、气喘、胸痛等症状。

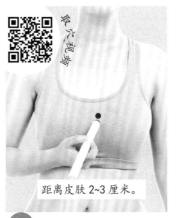

距离皮肤 2~3 厘米。

灸法 艾灸膻中穴：点燃艾条，温和灸 15~20 分钟。艾灸膻中穴可止咳平喘，安心定悸，缓解胸胁痛、气短等症状。

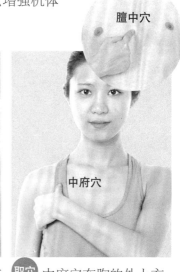

取穴 中府穴在胸的外上方，先触及一锁骨，在锁骨下窝的外侧即是。膻中穴在胸部，两乳头连线中点，前正中线上。

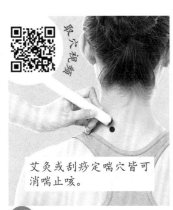

艾灸或刮痧定喘穴皆可消喘止咳。

灸法 艾灸定喘穴：点燃艾条，距离定喘穴 1.5~2 厘米，温和灸 15~20 分钟，每日 1 次。艾灸定喘穴可消喘止咳，缓解支气管炎、支气管哮喘。

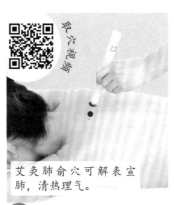

艾灸肺俞穴可解表宣肺，清热理气。

灸法 艾灸肺俞穴：取俯卧位或坐位，用艾条温和灸 15~20 分钟，以穴位皮肤感到温热、舒适为宜。

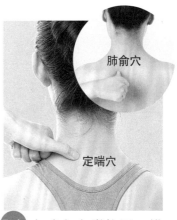

取穴 定喘穴在脊柱区，横平第 7 颈椎棘突下，后正中线旁开 0.5 寸。肺俞穴在脊柱区，第 3 胸椎棘突下，后正中线旁开 1.5 寸。

哮喘

宣肺理气，祛痰平喘

哮喘一旦急性发作，会出现许多危急情况，给患者的身心带来危害，也对生活造成很大的困扰。中医主要责之于肺、脾、肾三脏，肺为气之主，肾为气之根，肺肾不足，气之摄纳失常则发为哮喘；脾为生痰之源，脾虚生痰，上贮于肺，阻塞气道，影响肺气升降、痰气交结，使本病发生或加重。

哮喘要注意什么

哮喘患者饮食宜清淡，虾、蟹、海鱼等易导致过敏的食物应尽量忌口。应戒烟，因为吸烟会引起呼吸道分泌物增加，反射性地引起支气管痉挛，排痰困难；也会导致病毒、细菌的生长繁殖，从而使哮喘进一步恶化。

哮喘的病因

中医认为哮喘主要责之于体内"伏痰"，因气候变化、劳累、情志不畅、饮食不当、多食肥甘厚腻等原因，导致痰气交结，壅塞气道，肺气宣降失常，从而引起哮喘患者喉中哮鸣音，呼吸困难，喘息不能平卧。

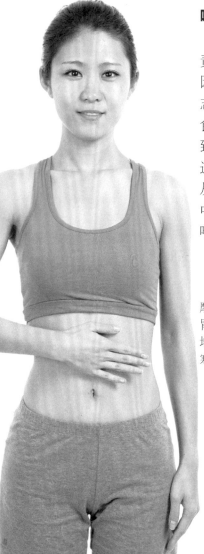

摩腹可以调理脾胃，畅通气血，培植元气，抵御寒邪。

老中医 提醒您

要坚持锻炼，增强体质，防止受凉，预防感冒。还要尽量避免情志刺激与波动，不要过度劳累。痰鸣声粗大，咳痰色黄，黏着调厚，口苦，身热汗出，面红，舌苔黄腻的患者不做艾灸，哮喘急性发作期一般不做艾灸。

丝瓜鸡汤煲

嫩丝瓜150克，鸡肉250克，盐适量。丝瓜洗净，去皮切块，鸡肉切块。将鸡肉、丝瓜放入煲内，加适量清水，煲45分钟，加入盐即可。此汤可理气利尿。

寒哮型哮喘艾灸疗法

　　寒哮型哮喘主要症状有呼吸急促，喉中有痰鸣如水鸣声，咳痰清稀或黏白，量不多，胸闷如窒，不能平卧，口不渴，发热恶寒，无汗，头身疼痛，鼻咽发痒。治疗宜温肺散寒，豁痰降气，平喘。

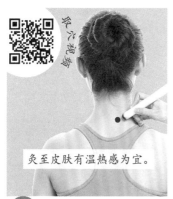

灸至皮肤有温热感为宜。

灸法 艾灸定喘穴：点燃艾条，温和灸 15~20 分钟，每日 1 次。艾灸定喘穴可消喘止咳，缓解支气管炎、支气管哮喘。

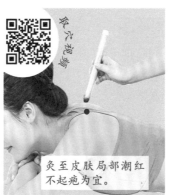

灸至皮肤局部潮红不起疱为宜。

灸法 艾灸肺俞穴：用艾条温和灸 15~20 分钟，每日或隔日 1 次。艾灸此穴有解表宣肺，止咳平喘的效果，可缓解咳嗽上气、胸满喘逆。

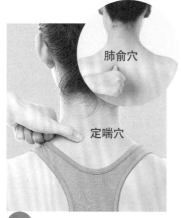

肺俞穴

定喘穴

取穴 定喘穴在脊柱区，横平第 7 颈椎棘突下，后正中线旁开 0.5 寸。肺俞穴在脊柱区，第 3 胸椎棘突下，后正中线旁开 1.5 寸。

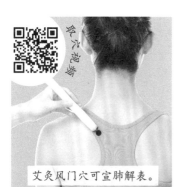

艾灸风门穴可宣肺解表。

灸法 艾灸风门穴：用艾条温和灸 15~20 分钟，每日或隔日 1 次。艾灸此穴有平肝潜阳，活络止痛的功效，可缓解发热、头痛、哮喘、呕吐、感冒。

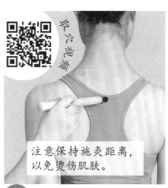

注意保持施灸距离，以免烫伤肌肤。

灸法 艾灸身柱穴：用艾条温和灸 15~20 分钟，每日 1~2 次。艾灸此穴有理肺气，补虚损的功效，能缓解咳嗽、哮喘、支气管炎等呼吸系统疾病，有良好的保健效果。

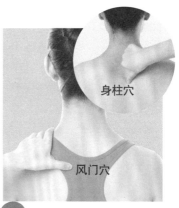

身柱穴

风门穴

取穴 风门穴在脊柱区，第 2 胸椎棘突下，后正中线旁开 1.5 寸。身柱穴在脊柱区，第 3 胸椎棘突下凹陷中，后正中线上。

哮喘缓解期肺脾两虚艾灸疗法

哮喘病史长，多达数十年甚至数十年，缓解期症状为气短声低，时有哮鸣声，自觉喉中有痰，多清稀易咳出，常自觉怕风，容易感冒，精神疲惫，倦怠无力，胃口差，大便稀，不成型，此为哮喘肺脾两虚。

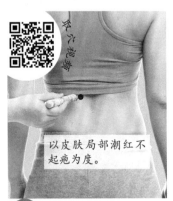

以皮肤局部潮红不起疱为度。

灸法 艾灸脾俞穴：用艾条温和灸 15~20 分钟，也可雀啄灸 20 分钟，再用食指指腹按揉 30~50 次，可健脾除湿。

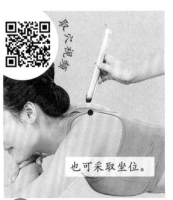

也可采取坐位。

灸法 艾灸肺俞穴：用艾条温和灸 15~20 分钟，每日 1 次。两手拇指指腹用力下压此穴，以产生酸、麻、胀、痛的感觉为宜。

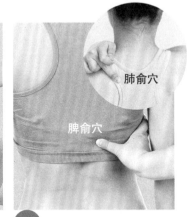

肺俞穴

脾俞穴

取穴 脾俞穴在脊柱区，第 11 胸椎棘突下，后正中线旁开 1.5 寸。肺俞穴在脊柱区，第 3 胸椎棘突下，后正中线旁开 1.5 寸。

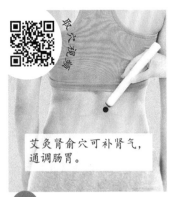

艾灸肾俞穴可补肾气，通调肠胃。

灸法 艾灸肾俞穴：用艾条温和灸 15~20 分钟，每日 1 次。艾灸此穴前，将两手掌心搓热，用掌心按摩 5 分钟，以腰部发热为宜。

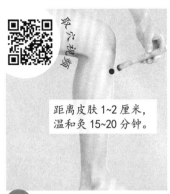

距离皮肤 1~2 厘米，温和灸 15~20 分钟。

灸法 艾灸足三里穴：足三里穴有运脾健胃，益肺化痰之功，哮喘患者主要病理邪气为痰邪为患，加用此穴为治病求本之体现。

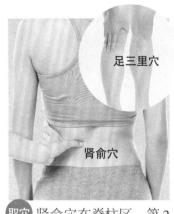

足三里穴

肾俞穴

取穴 肾俞穴在脊柱区，第 2 腰椎棘突下，后正中线旁开 1.5 寸。站位弯腰，同侧手虎口围住髌骨上外缘，余四指向下，中指指尖处即是足三里穴。

高血压

平肝潜阳，祛风除湿

高血压是中老年人的常见病、多发病。高血压起病缓慢，缺乏特殊的临床表现，常见的症状有头晕、头痛、疲劳、心悸等，一般多在测量血压时或发生心、脑、肾等并发症，如脑出血、心力衰竭、慢性肾衰竭时才能被发现。

高血压要注意什么

饮食要清淡，素食可使患者血压降低，还应多吃粗粮、杂粮、新鲜蔬菜和水果、豆制品、瘦肉、鱼肉、鸡肉等食物，少吃动物油脂和油腻食品，少饮浓茶、咖啡等刺激性食品；戒烟戒酒；节制饮食。

高血压的病因

原发性高血压与遗传、职业以及不良的生活习惯有关；继发性高血压则有可能是由急性或慢性肾炎等疾病引发而来。中医多将本病归于"眩晕病"范畴。中医认为本病为阴阳失调，病之标为内生风、痰、瘀血。

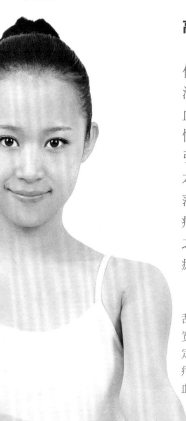

刮痧内关穴能够宽胸理气，养心定神，一般数个疗程后，可减轻高血压症状。

内关穴

老中医 提醒您

原发性高血压可以选用艾灸等方法来调理。平时也要注意改变自身不好的生活习惯，如熬夜、作息不规律等。饮食上要低盐、低脂、低胆固醇，并保持心情舒畅。

莲子清心茶

莲子心10克，绿茶30克。装入茶包袋，冲入沸水，闷5分钟后饮用。可清热排毒，清心火，降血压，适合血压高并伴有心烦、头晕症状的人饮用。

肝阳上亢型高血压艾灸疗法、刮痧疗法

肝阳上亢型高血压主要症状有头痛眩晕、急躁易怒、面红耳赤、口苦咽干、便秘尿黄。治疗以清肝泻火为主。

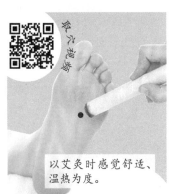

以艾灸时感觉舒适、温热为度。

灸法 艾灸涌泉穴：艾灸涌泉穴时，距离皮肤1~2厘米，温和灸15~20分钟。艾灸涌泉穴能补肾填精，平肝潜阳，引火下行，用于肝阳上亢型高血压。

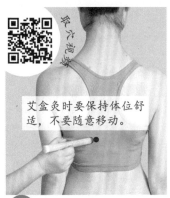

艾盒灸时要保持体位舒适，不要随意移动。

灸法 艾灸肝俞穴：可用艾条温和灸15~20分钟，每日1次。有疏肝利胆，清热凉血的效果，可缓解急慢性肝炎、高血压等。

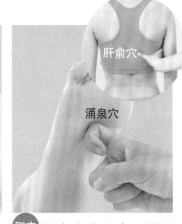

肝俞穴

涌泉穴

取穴 涌泉穴在足底，屈足卷趾时足心的最凹陷处即是。肝俞穴在脊柱区，第9胸椎棘突下，后正中线旁开1.5寸。

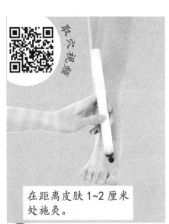

在距离皮肤1~2厘米处施灸。

灸法 艾灸太冲穴：用艾条温和灸10~20分钟，以皮肤感到温热为宜，每日1次。早晚以及情绪波动发怒时，用拇指点按此穴3分钟，可缓解情绪。

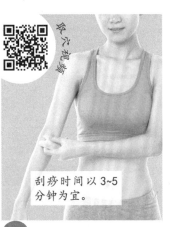

刮痧时间以3~5分钟为宜。

刮痧 刮痧曲池穴：曲池穴为清热要穴，有很好的清热和通络之功，可用于高血压肝阳上亢证及阳明经热盛之咽喉肿痛、牙痛等。

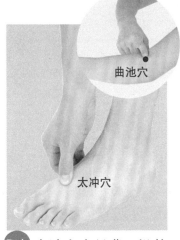

曲池穴

太冲穴

取穴 太冲穴在足背，沿第1、2趾间横纹向足背上推，至有一凹陷处即是。曲池穴在肘区，尺泽穴与肱骨外上髁连线的中点处。

阴阳两虚型高血压艾灸疗法

阴阳两虚型高血压主要症状有头晕眼花、心悸耳鸣、失眠多梦、腰酸腿软、夜间多尿、畏寒肢冷、下肢水肿。治疗以滋阴助阳为主。

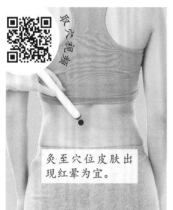

灸至穴位皮肤出现红晕为宜。

灸法 艾灸肾俞穴：用艾条温和灸15~20分钟，每日1次，10日为1疗程。也可以每天坚持点按此穴30~50次，有温肾助阳，生精益髓的效果。

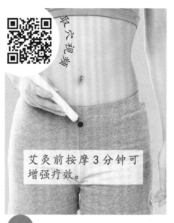

艾灸前按摩3分钟可增强疗效。

灸法 艾灸关元穴：距离穴位皮肤2~3厘米，用艾条温和灸15~20分钟，每日1次，10日为1疗程。有补中益气，温肾壮阳的功效。

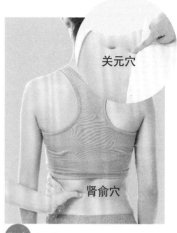

关元穴

肾俞穴

取穴 肾俞穴在脊柱区，第2腰椎棘突下，后正中线旁开1.5寸。关元穴在下腹部，正中线上，肚脐中央向下4横指处即是。

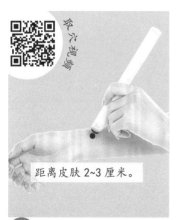

距离皮肤2~3厘米。

灸法 艾灸内关穴：点燃艾条，对准穴位施以温和灸15~20分钟，每日1次，10日为1疗程。有宽胸理气，养心定神的功效。

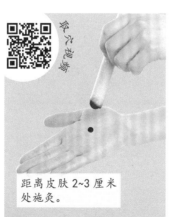

距离皮肤2~3厘米处施灸。

灸法 艾灸劳宫穴：用艾条温和灸15~20分钟，每日1次，10日为1疗程。有和胃降逆，清热凉血的效果。可缓解食欲不振、手指麻木。

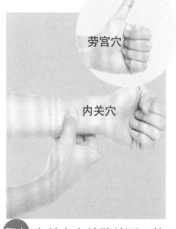

劳宫穴

内关穴

取穴 内关穴在前臂前区，从腕横纹向上3横指，两索状筋之间。劳宫穴在掌区，握拳屈指，中指指尖所指掌心处，按压有酸痛感处即是。

糖尿病

健脾益气，滋阴养血

糖尿病是由内分泌功能失常所引起的慢性代谢性疾病，其典型症状为"三多一少"，三多为多尿、多食、多饮，一少为形体消瘦，还伴有疲乏无力、皮肤瘙痒、出汗异常、视力模糊、肢体麻木、皮肤感染、伤口难以愈合等。

糖尿病要注意什么

注意饮食有节，不要暴饮暴食，少吃油腻和煎炸食物，适量吃鸡肉、鱼肉、猪瘦肉，多吃蔬菜，避免饮酒。含糖多的甜食和水果，尽量少吃或不吃。另外，糖尿病患者外出时应随身携带一些点心，以便在出现低血糖时及时食用。

糖尿病的病因

糖尿病属于中医"消渴病"的范畴，发病与饮食不节制、长期情志不畅、劳欲过度有关，主要责之于肺、胃、肾三脏，尤以肾脏为关键。消渴病日久容易发生血脉瘀阻，并发白内障、糖尿病足、糖尿病周围神经病变等。

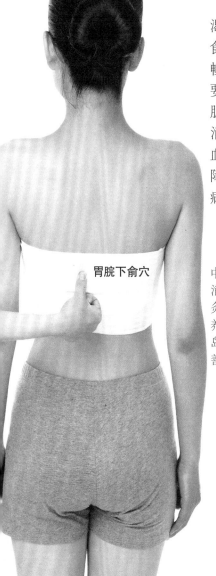

胃脘下俞穴

中医将糖尿病称为消渴病，按摩或艾灸胃脘下俞穴可以养胰健脾，调节胰岛素分泌功能，改善糖尿病症状。

老中医提醒您

糖尿病患者抵抗力差，施灸部位容易化脓，必须从小量艾灸开始，建议先每穴灸3壮，再逐渐增加到5壮。此类患者下肢容易发冷，可以坚持用艾草煮水泡脚，佩用艾草鞋垫。

苦瓜汁

苦瓜1个。将苦瓜放入榨汁机中搅打之后，过滤取汁饮用。苦瓜能促进糖类分解，改善口渴症状，对于治疗糖尿病引发的视网膜病变很有帮助。

艾灸疗法

　　糖尿病大多为气阴两虚之证，即便有火也是上盛下虚，胃火旺、肾阴弱。糖尿病患者可选用脾俞穴、神阙穴、胃脘下俞穴、地机穴等穴调理。

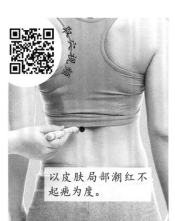

以皮肤局部潮红不起疱为度。

灸法 艾灸脾俞穴： 用艾条温和灸 15~20 分钟，也可雀啄灸 20 分钟，再用食指指腹按揉 30~50 次，可健脾除湿。

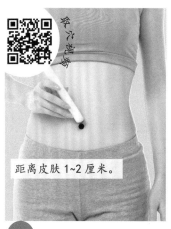

距离皮肤 1~2 厘米。

灸法 艾灸神阙穴： 神阙穴位于任脉上，任脉为阴脉之海，能补阴之不足。用艾条温和灸神阙穴 15~20 分钟，可达到降糖效果。

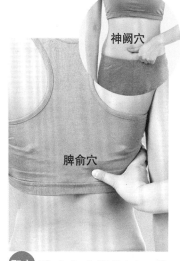

取穴 脾俞穴在脊柱区，第 11 胸椎棘突下，后正中线旁开 1.5 寸。神阙穴即肚脐。

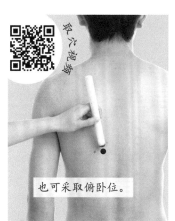

也可采取俯卧位。

灸法 艾灸胃脘下俞穴： 胃脘下俞穴为经外奇穴，又称"胰俞穴"，是古人治疗"消渴病"的经验效穴。距离皮肤 1.5~2 厘米，用艾条温和灸 15~20 分钟。

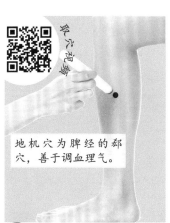

地机穴为脾经的郄穴，善于调血理气。

灸法 艾灸地机穴： 用艾条温和灸 10~20 分钟，每日 1 次，10 日为 1 疗程。可健脾除湿，缓解糖尿病。

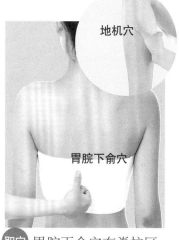

取穴 胃脘下俞穴在脊柱区，横平第 8 胸椎棘突下，后正中线旁开 1.5 寸。地机穴在小腿内侧，先找到阴陵泉穴，直下 4 横指处。

心悸

调理心气，安神定悸

心悸是指胸前心脏突然出现慌张、不适感，能明显感觉到自己的心跳，此时心率增快，或忽跳忽止，难以自主。很多时候是因为劳累过度、熬夜，情绪波动引起的。

心悸要注意什么

宜早睡早起，饮食宜选择清淡、易消化的食物，尽量不吃有刺激性的食物，少喝浓茶或咖啡，不吸烟，不饮酒，饮食不过饱。应经常保持心情开朗，适度运动，提高免疫功能，增强体质。

心悸的病因

心脏功能正常则心律齐，当气血不足，不能养护心神；或情绪不佳，心气失畅，扰动了心神，均会引起心脏悸动不安。因此治疗心悸，首要任务就需要益气养血，宁心安神。

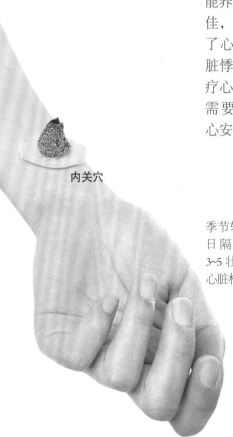

内关穴

季节转换之时，每日隔姜灸内关穴3~5壮，可治疗与心脏相关的病症。

老中医提醒您

艾灸应在通风良好的环境下进行，避免出现烟气熏伤眼睛、呼吸不畅等情况。艾灸时间无须过长，治疗期间可以闭目养神，灸治结束后人会感到更加放松。

玉竹燕麦粥

燕麦片80克，玉竹10克。玉竹加水煎煮，取汁；在玉竹汁中加入燕麦片，小火熬煮成粥即可。燕麦可辅助治疗动脉粥样硬化，与玉竹汁同食可养心调胃。

艾灸疗法

取神门穴、内关穴宁心安神；足三里穴为强壮要穴，可补益气血；膻中穴位于胸部正中，可宽心顺气。艾灸这些穴位可有调理心气，宁心安神之功。

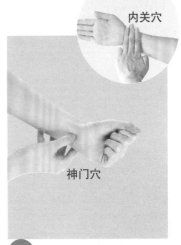

内关穴

神门穴

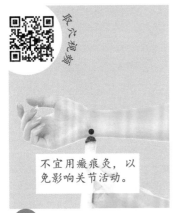

不宜用瘢痕灸，以免影响关节活动。

灸法 艾灸神门穴：距离皮肤 1~2 厘米，用艾条温和灸 15~20 分钟，也可用回旋灸。有益心安神的效果，可缓解心悸。

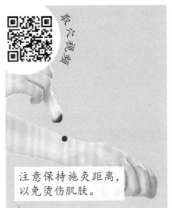

注意保持施灸距离，以免烫伤肌肤。

灸法 艾灸内关穴：用艾条温和灸 15~20 分钟，每日 1 次，10 日为 1 疗程。有定悸止惊的效果，可缓解胸痛、心悸。

取穴 神门穴在腕前区，伸臂仰掌，腕掌侧横纹尺侧，肌腱的桡侧缘处即是。内关穴位于前臂掌侧，腕横纹上 2 寸（2 拇指或 3 横指宽度），两条索状筋之间。

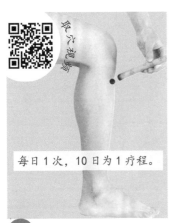

每日 1 次，10 日为 1 疗程。

灸法 艾灸足三里穴：点燃艾条，温和灸 15~20 分钟，以皮肤产生红晕为宜。有益气活血，通经活络之效，可缓解心悸。

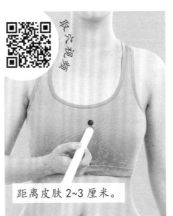

距离皮肤 2~3 厘米。

灸法 艾灸膻中穴：用艾条温和灸 10~15 分钟，每日 1 次，10 日为 1 疗程。有宽胸理气的效果，可缓解心悸、胸痛。

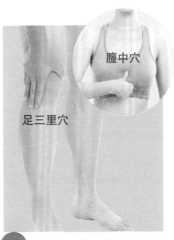

膻中穴

足三里穴

取穴 站位弯腰，同侧手虎口围住髌骨上外缘，余四指向下，中指指尖处即是足三里穴。膻中穴在胸部，前正中线上，横平第 4 肋间隙，两乳头连线的中点。

冠心病

温养心气，活血通脉

冠心病是中老年人群中的常见病、多发病，对健康存在着极大的威胁，常由体力劳动、情绪激动等因素诱发，出现胸前憋闷、压榨性疼痛，甚至放射到肩背，同时可伴有头晕气促、出汗、恶心欲吐等症状。

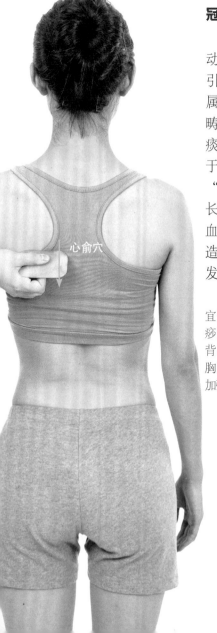

心俞穴

冠心病的病因

冠心病是因为冠状动脉发生粥样硬化病变引起的缺血性心脏病，属于中医"胸痹"的范畴，寒凝、血瘀、气滞、痰湿等病理产物堆积于心脉，血管壁上的"垃圾越堆越厚"，长此以往使得心脏气血不畅，心脉痹阻，造成心肌缺血，引发了本病。

宜选用先艾灸后刮痧的方式，刮痧后背心俞穴附近、前胸膻中穴附近，能加强疗效。

冠心病要注意什么

1. 冠心病患者应保持心态平和，尽量避免情绪波动。
2. 注意保暖，寒冷天气容易诱发本病。
3. 饮食宜清淡低盐，多吃水果；戒烟忌酒。
4. 劳逸结合，保证充足的睡眠，可以适当做一些体育锻炼。

老中医提醒您

在缓解期可以采用艾灸疗法温养心脉，调理气血，尤其适用于手脚冰凉或口唇发绀的患者。平时要多注意休息，改善生活方式有助身体康复。

菊花山楂茶

山楂20克，菊花15克。山楂洗净，去核，切片。将山楂、菊花放入锅中，加适量清水大火煮沸，转小火稍煮5分钟即可。适用于瘀血阻络型冠心病。

寒凝心脉型冠心病艾灸疗法

心痛每因感寒而猝然发作，心痛如绞，疼痛彻背，体寒畏冷，甚则肢末不温，出冷汗，心悸气短。治疗宜温阳通痹，活血化瘀。

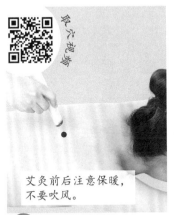

艾灸前后注意保暖，不要吹风。

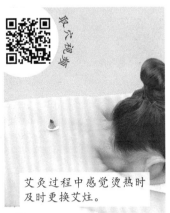

艾灸过程中感觉烫热时及时更换艾炷。

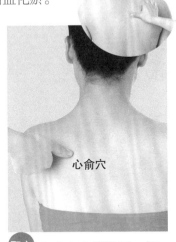

厥阴俞穴

心俞穴

灸法 艾灸心俞穴：用艾条温和灸 15~20 分钟，每日 1 次。可宽胸理气，养心止悸，缓解心痛。

灸法 艾灸厥阴俞穴：隔姜灸 5~10 壮，每日 1 次。可宽胸理气，降逆止呕，缓解胃脘部疼痛、冠心病。

取穴 心俞穴在脊柱区，第 5 胸椎棘突下，后正中线旁开 1.5 寸。厥阴俞穴在脊柱区，第 4 胸椎棘突下，后正中线旁开 1.5 寸。

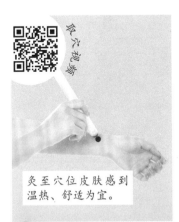

灸至穴位皮肤感到温热、舒适为宜。

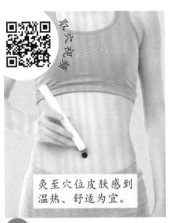

灸至穴位皮肤感到温热、舒适为宜。

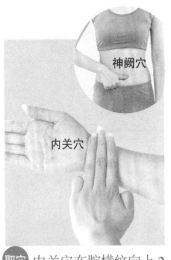

神阙穴

内关穴

灸法 艾灸内关穴：用艾条温和灸 15~20 分钟，每日 1 次。可宽胸理气，和胃降逆，养心定神，缓解心痛、心悸、失眠、高血压、心脏病。

灸法 艾灸神阙穴：用艾条温和灸 15~20 分钟，每日 1 次。可平和阴阳，调理气血，强心通脉，缓解冠心病、心绞痛等。

取穴 内关穴在腕横纹向上 2 拇指或 3 横指宽度，两条索状筋之间。神阙穴即肚脐。

瘀血阻络型冠心病艾灸疗法

瘀血阻络型冠心病主要症状是心胸疼痛，如刺如绞，痛有定处，胸闷气短，心悸不宁，唇舌紫暗。治疗宜通络止痛。

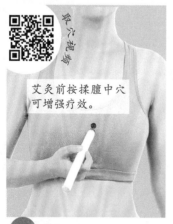

艾灸前按揉膻中穴可增强疗效。

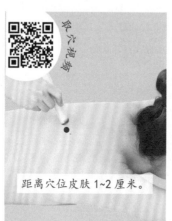

距离穴位皮肤1~2厘米。

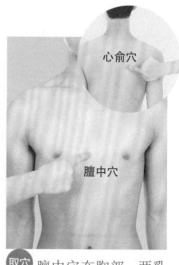

心俞穴

膻中穴

灸法 艾灸膻中穴：用艾条温和灸10~15分钟，每日1次，10日为1疗程。可宽胸理气，缓解胸胁痛、气短。

灸法 艾灸心俞穴：用艾条温和灸15~20分钟，每日1次，10日为1疗程。可安心定悸，缓解胸胁痛、气短。

取穴 膻中穴在胸部，两乳头连线中点，前正中线上。心俞穴在脊柱区，第5胸椎棘突下，旁开1.5寸。

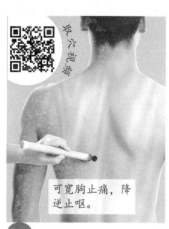

可宽胸止痛，降逆止呕。

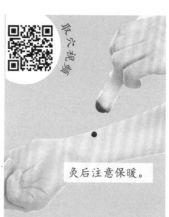

灸后注意保暖。

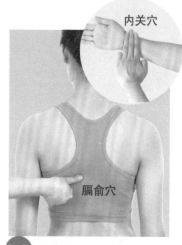

内关穴

膈俞穴

灸法 艾灸膈俞穴：用艾条温和灸15~20分钟，每日1次，10日为1疗程。可宽胸止痛，定喘止呕，缓解胸痛、呃逆、哮喘。

灸法 艾灸内关穴：用艾条温和灸15~20分钟，每日1次，10日为1疗程。

取穴 膈俞穴在脊柱区，第7胸椎棘突下，后正中线旁开1.5寸。内关穴在腕横纹向上2个拇指宽度或3横指宽度，两条索状筋之间即是。

慢性胃炎

和胃健脾，理气止痛

慢性胃炎在临床上主要表现为胃部胀满或疼痛，尤其是进食后症状可加重，空腹时则较为舒服，并常伴有嗳气、反酸、胃灼热、恶心、呕吐、食欲缺乏、消化不良等不适，严重影响人们的生活。

慢性胃炎要注意什么

1. 饮食宜清淡温和。吃一些清淡温和的食物，可以减少对胃黏膜的刺激。

2. 饮食定时定量。每日三餐或加餐，均应定时定量，以养成良好的饮食规律。

3. 饮食营养要均衡，尽可能荤素搭配，适当多吃富含蛋白质、维生素的食物。

慢性胃炎的病因

胃属六腑，与脏相比，腑以通为顺，胃气主降，倘若饮食寒凉、生冷，胃脘部不注意保暖等，胃气失于通降，或情绪不佳，肝气郁结，横逆犯胃，会造成气机不畅，胃脘呆滞，引发疼痛。艾灸的主要作用是理气，暖胃止痛。

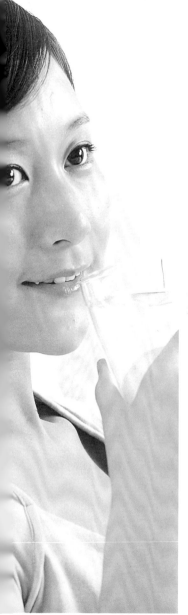

早晨起来饮用一杯温水，可以养胃健脾。

老中医 提醒您

胃痛的病位在胃，与肝脾关系密切。基本病机为胃气阻滞，胃失和降，不通则痛。治疗以理气和胃，止痛为主，再分虚实施治。采用合理的艾灸方案以"通"止痛。

白糖腌鲜姜

鲜姜500克，白糖250克。鲜姜洗净，切细末，加入白糖腌制，即食。此方可以祛胃寒，适用于慢性胃炎。

寒凝气滞型
慢性胃炎

寒凝气滞型慢性胃炎艾灸疗法

寒凝气滞型慢性胃炎主要症状是胃痛突然发作，痛势较剧，畏寒喜暖，得热痛减，恶心呕吐，或泛吐清水稀涎，喜热饮。宜调理脾胃，补益和中。

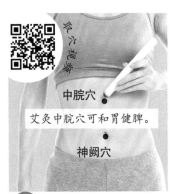

艾灸中脘穴可和胃健脾。

中脘穴
神阙穴

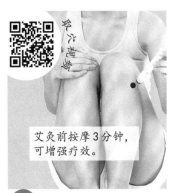

艾灸前按摩3分钟，可增强疗效。

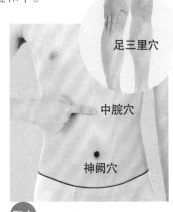

足三里穴
中脘穴
神阙穴

灸法 **艾灸中脘穴、神阙穴：**用艾条依次温和灸两个穴位，每个穴位艾灸15~20分钟。饭后半小时，用手掌按压两穴，缓慢做环旋运动，对缓解胃痛和消化不良十分有效。

灸法 **艾灸足三里穴：**用艾条温和灸15~20分钟，每日1次，10日为1疗程。此穴是长寿大穴，常年坚持艾灸，可以祛除胃寒。

取穴 中脘穴在上腹部，脐中上4寸，前正中线上。神阙穴即肚脐。站位弯腰，同侧手虎口围住髌骨上外缘，余四指向下，中指指尖处即是足三里穴。

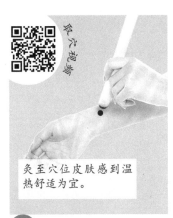

灸至穴位皮肤感到温热舒适为宜。

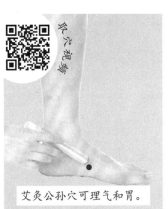

艾灸公孙穴可理气和胃。

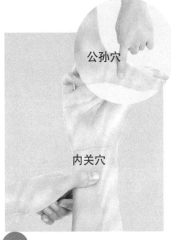

公孙穴
内关穴

灸法 **艾灸内关穴：**用艾条温和灸15~20分钟，每日1次，10日为1疗程。可宽胸理气，和胃降逆，养心定神，缓解胃脘痛、呕吐、呃逆。

灸法 **艾灸公孙穴：**用艾条温和灸10~20分钟，每日1次，10日为1疗程。用拇指指腹垂直用力按压，以产生酸胀感为宜。

取穴 内关穴在腕横纹向上3横指或2拇指宽度，两条索状筋之间即是。公孙穴在第1趾骨，即呈弓形骨前下端的凹陷处即是。

肝郁气滞型慢性胃炎艾灸疗法

　　肝郁气滞型慢性胃炎主要症状是胃部发胀，痛及肋骨，或痛无定处，胸闷，频频打嗝，每因烦恼而诸症加重。宜调理肝脾气机，气机得运，气滞得以缓解、消除。

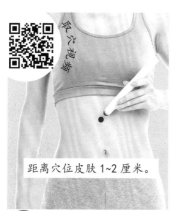

距离穴位皮肤1~2厘米。

灸法 艾灸中脘穴：用艾条温和灸15~20分钟，每日1次，10日为1疗程。艾灸前用掌心按在此穴做顺时针按揉，可以增强疗效。

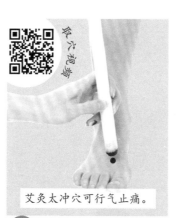

艾灸太冲穴可行气止痛。

灸法 艾灸太冲穴：用艾条温和灸10~20分钟，每日1次，10日为1疗程。艾灸此穴具有行气止痛的功效。

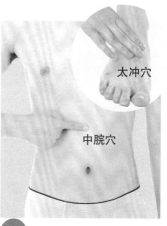

取穴 中脘穴在上腹部，脐中上4寸，前正中线上。太冲穴在足背，沿第1、2趾间横纹向足背上推，可感有一凹陷处即是。

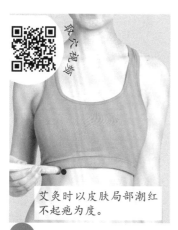

艾灸时以皮肤局部潮红不起疱为度。

灸法 艾灸期门穴：用艾条温和灸15~20分钟，每日1次，10日为1疗程。能疏泄肝胆，行气止痛，降逆止呕。

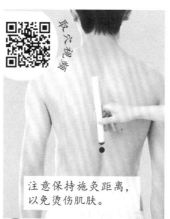

注意保持施灸距离，以免烫伤肌肤。

灸法 艾灸中枢穴：点燃艾条，温和灸15~20分钟，每日1次，10日为1疗程。有降逆止痛，清热祛黄的效果，可缓解呕吐、腹满、胃痛。

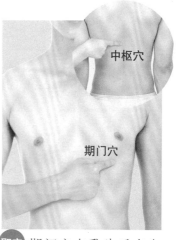

取穴 期门穴在乳头垂直向下推2个肋间隙处。中枢穴在两侧肩胛下角连线与后正中线相交处向下推3个椎体，下缘凹陷处。

荨麻疹

祛风止痒，养血和营

　　荨麻疹俗称风团、风疹块。发病时，患者身体的许多部位会冒出一块块形状大小不一的红色风团，并伴有瘙痒、发烧、腹痛、腹泻等症状。该病是一种过敏性皮肤病，食物、药物、花粉、尘螨、动物的毛发皮屑，以及精神心理、环境因素，都有可能成为荨麻疹的诱发原因。艾灸可以清热祛湿，祛风止痒，急性患者艾灸四五次，身体的抵抗力增强，痛痒感会逐渐消失。

膈俞穴

灸后注意保暖。

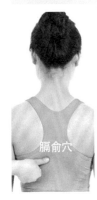

膈俞穴

　　膈俞穴在脊柱区，第7胸椎棘突下，后正中线旁开1.5寸。本穴属血之会，全身之血都汇聚于此。本穴有一个重要的功效就是能够活血化瘀，血行风自灭，艾灸此穴对各种皮肤病都有很好的疗效。

艾灸疗法

- 艾盒灸。
- 每次灸 20~25 分钟，每日 1 次。
- 活血通脉。

血海穴

灸至穴位皮肤出现红晕为宜。

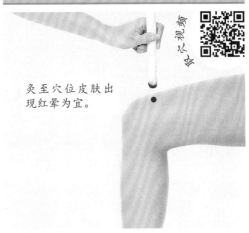

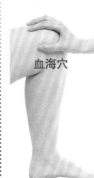

血海穴

　　取血海穴时，屈膝90°，手掌伏于膝盖骨上，大拇指与四指成45°，拇指尖处即是血海穴。经属足太阴脾经，艾灸血海穴可调经统血，健脾化湿，主治血热型皮肤病等。

艾灸疗法

- 温和灸。
- 每次灸 10~20 分钟，每日 1 次。
- 补血活血。

老中医提醒您

艾灸后出现红疹跟艾灸的其他反应一样，都是艾灸时进入体内的温阳之气在驱赶邪气的表现，可能会出现反复现象，不用担心，持续艾灸即可。

注重日常生活的调理

治疗期间，饮食上不宜吃辛辣刺激的食物，对于烟酒也要格外忌口。如果是小孩患病，治疗期间不能喝各种冷饮和吃寒凉的食物，平日尽量用温水洗脸刷牙。避免吹风，出门戴口罩。保持愉快的心情和充足的睡眠。

曲池穴、合谷穴

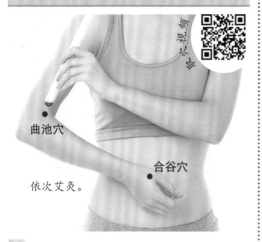

穴位视频

曲池穴

合谷穴

依次艾灸。

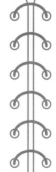

曲池穴

合谷穴

曲池穴在肘区，尺泽穴与肱骨外上髁连线的中点处。合谷穴在手背，第2掌骨桡侧的中点处。艾灸上述两穴可清热和营，理气和胃，主治手臂痹痛、热病、湿疹、荨麻疹等病症。

艾灸疗法

- 温和灸。
- 每穴各灸15~20分钟，每日1次。
- 清热解表。

三阴交穴

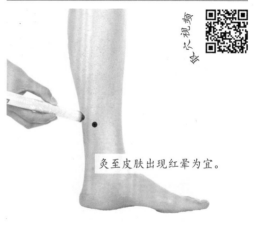

穴位视频

灸至皮肤出现红晕为宜。

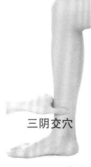

三阴交穴

三阴交穴在足内踝尖上3寸，胫骨内侧缘后方，按之有酸痛处即是。三阴交穴为足太阴脾经、足少阴肾经、足厥阴肝经交会穴。艾灸三阴交穴可疏风解表，通络镇痛，清热凉血，主治皮肤瘙痒、荨麻疹等。

艾灸疗法

- 温和灸。
- 每次灸10~15分钟，每日1次，10日为1疗程。
- 通经活血。

慢性肠炎

健脾和胃，运脾化湿，和胃理肠

慢性肠炎泛指肠道的慢性炎症性疾病，临床表现为腹痛、腹泻、消化不良，遇冷、进食油腻、饮酒、劳累、情绪波动皆会导致症状加重，且长期或反复发作，病程在 2 个月以上。重者会伴有黏液便或水样便。

主要是由饮食不当、暴饮暴食所致；或因食用生冷或不干净的食物，而损伤脾胃；又或脾受湿困，气机不畅，肠胃的运化和传导功能失常所致。

中脘穴

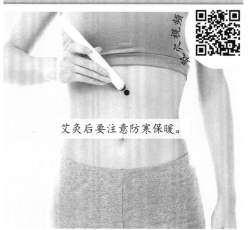

艾灸后要注意防寒保暖。

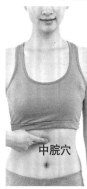

中脘穴在上腹部，脐中上 4 寸，前正中线上。本穴是胃之募穴，处于胃体中部，可以治疗与胃相关的疾病。此穴有和胃健脾，降逆止呕的作用。

艾灸疗法

- 温和灸。
- 每次灸 15~20 分钟，每日 1 次，10 日为 1 疗程。
- 缓解腹痛、腹胀。

天枢穴

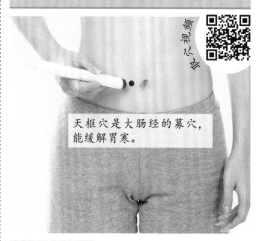

天枢穴是大肠经的募穴，能缓解胃寒。

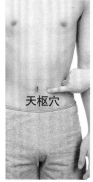

在腹部，肚脐旁开 3 横指，按压有酸胀感处即是。此穴有调中和胃，理气健脾的作用，可缓解慢性肠炎、口腔溃疡、月经不调等症状。刺激天枢穴能促进胃肠蠕动，增强胃动力。

艾灸疗法

- 温和灸。
- 每次灸 15~20 分钟，每日 1 次，10 日为 1 疗程。
- 和中止泻。

老中医 提醒您

慢性泄泻病位虽然在肠，但离不开脾胃的影响，艾灸时需要顾护脾胃，治疗时既可温阳散寒除湿，又能清利湿热。饮食上也需多加注意，忌食生冷、辛辣、油腻的食物。

注重日常生活的调理

饮食调理 加强饮食卫生和水源管理；不吃腐败变质的食物，不喝生水，生吃瓜果要烫洗。

适当运动 要加强锻炼，增强体质，使脾胃不受外邪侵犯。

生活习惯 要养成饭前便后洗手的良好习惯。

足三里穴、上巨虚穴

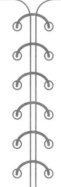

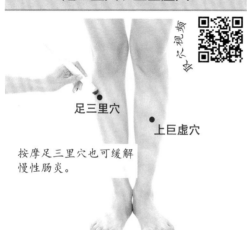

足三里穴 上巨虚穴

按摩足三里穴也可缓解慢性肠炎。

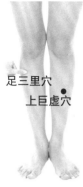

足三里穴
上巨虚穴

足三里穴、上巨虚穴都在腿上。站位弯腰，同侧手虎口围住髌骨上外缘，余四指向下，中指指尖处即是足三里穴。上巨虚穴在足三里穴下4指宽度。艾灸上述穴位有健脾和胃的作用，可缓解急慢性胃肠炎。

艾灸疗法

- 温和灸。
- 每穴灸15~20分钟，每日1次，10日为1疗程。
- 调和肠胃。

大肠俞穴

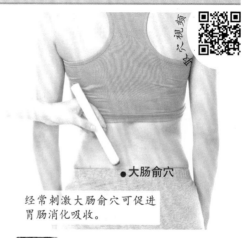

大肠俞穴

经常刺激大肠俞穴可促进胃肠消化吸收。

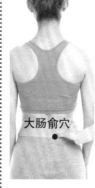

大肠俞穴

大肠俞穴在第4腰椎棘突下旁开1.5寸，即骨盆最高点两侧髂棘连线与后正中线交点旁开2横指处。大肠俞穴可以调节肠道功能，治疗多种胃肠系统疾病，如便秘、腹泻、腹痛等，尤其对于腹泻疗效颇佳。

艾灸疗法

- 温和灸。
- 每次灸15~20分钟，每日1次，10日为1疗程。
- 健脾和胃，理肠。

慢性肾炎

温补肾气，温阳利水

慢性肾炎起病时一般都较为隐秘，病程可长达数年。发病初期大多只有少量蛋白尿，或显微镜下的血尿和管型尿等症状，但随着疾病的逐渐发展可出现水肿、贫血、高血压等，甚至出现慢性肾功能减退，直至肾功能衰竭。

慢性肾炎要注意什么

1. 少吃油腻及辛辣刺激性食物，多吃新鲜水果和蔬菜，注意养成良好的饮食习惯。

2. 患者要注意休息，不要过于劳累及精神紧张。

3. 饮食宜低盐低脂、清淡易消化，限制水的摄入。

慢性肾炎的病因

因工作或者生活不注意，比如饮食过凉、劳累等原因致病邪侵袭，寒湿瘀积体内损伤阳气，阳气渐虚，脾肾调节水液功能就会慢慢失调，导致水肿反复发作，脾肾脏器受损。

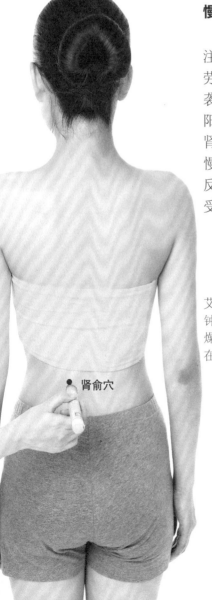

艾灸肾俞穴10~15分钟后，出现口干舌燥属正常现象，可在灸后喝一杯水。

肾俞穴

老中医 提醒您

水肿、血压升高可能是饮食中盐分摄入过多，造成渗透压升高，多余水分无法及时排出。明显水肿，血压较高时应卧床休息，忌盐；无水肿者可少盐饮食，体力允许时做些户外运动。艾灸治疗能缓解患者水肿、尿少等症状，对于症状轻微者效果较好。

桑白皮饮

桑白皮30克。把桑白皮的表皮层轻轻刮去，洗净，切成短节。砂壶中加水煮沸，放入桑白皮，煮5分钟，关火稍闷即可，代茶饮。可行水消肿。

艾灸疗法

中医认为，慢性肾炎主要是由于脾肾虚损，阳气不足，导致体内水液精微的散布及气化功能发生障碍，因此取肾俞穴、命门穴健脾温肾；辅以三阴交穴、太溪穴、关元穴等利水消肿。

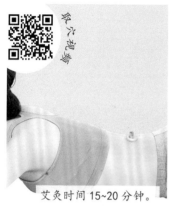

艾灸时间 15~20 分钟。

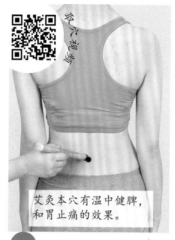

艾灸本穴有温中健脾，和胃止痛的效果。

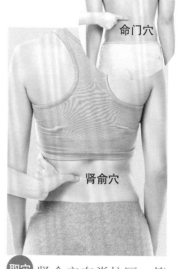

命门穴

肾俞穴

灸法 **艾灸肾俞穴**：隔姜灸肾俞穴 5~10 壮，当患者诉求有灼烧感时，可在姜片下再垫一块姜片。有温肾助阳，生精益髓的作用，可缓解慢性肾炎。

灸法 **艾灸命门穴**：距离皮肤 2~3 厘米，用艾条温和灸 15~20 分钟，以穴位皮肤感到温热、舒适为宜。

取穴 肾俞穴在脊柱区，第 2 腰椎棘突下，后正中线旁开 1.5 寸。命门穴在脊柱区，肚脐水平线与后正中线交点，按压有凹陷处即是。

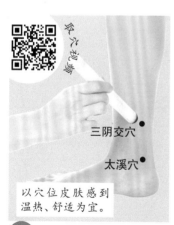

三阴交穴

太溪穴

以穴位皮肤感到温热、舒适为宜。

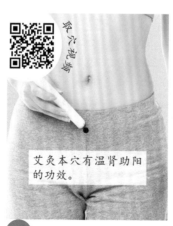

艾灸本穴有温肾助阳的功效。

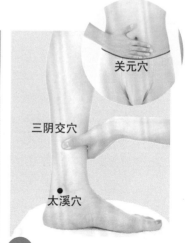

关元穴

三阴交穴

太溪穴

灸法 **艾灸三阴交穴、太溪穴**：用艾条依次温和灸三阴交穴、太溪穴，每个穴位艾灸 10~15 分钟，每日 1 次。有健脾补肾的效果。

灸法 **艾灸关元穴**：点燃艾条，温和灸关元穴 15~20 分钟，每日 1 次。有温经散寒，缓急止痛的效果。

取穴 三阴交穴在胫骨内侧缘后际，内踝尖向上 4 横指处。太溪穴在内踝尖和跟腱之间凹陷处。关元穴在下腹部，脐中下 3 寸，前正中线上。

胃下垂

补气升提

　　轻度胃下垂一般无症状，下垂明显会有腹胀、腹痛、恶心、呕吐、便秘等症状，食用辛辣食物、饮酒、冷热刺激、精神紧张、情绪激动、内分泌功能障碍等都会加重病情。中医认为胃下垂与脾胃虚弱、中气不足有关。

足三里穴

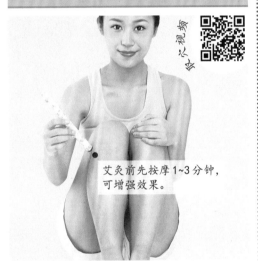

艾灸前先按摩1~3分钟，可增强效果。

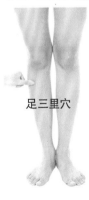

足三里穴

　　站位弯腰，同侧手虎口围住髌骨上外缘，余四指向下，中指指尖处即是足三里穴。本穴属于足阳明胃经，主治胃肠疾病。艾灸足三里穴有健脾和胃，扶正培元的作用，可缓解急性胃肠炎、胃下垂等症状。

艾灸疗法

- 温和灸。
- 每次灸15~20分钟，每日1次，10日为1疗程。
- 调肠胃，通经络。

百会穴

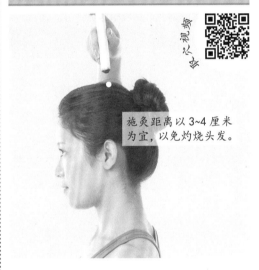

施灸距离以3~4厘米为宜，以免灼烧头发。

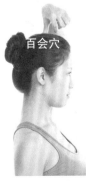

百会穴

　　在头顶正中，两耳尖与头正中线相交处。艾灸百会穴可补气升提。

艾灸疗法

- 温和灸。
- 每次灸约30分钟，每日1次，10日为1疗程。
- 补中益气。

老中医提醒您

艾灸能够补脾健胃，益气升提。能改善胃下垂，使食欲慢慢恢复。

注重日常生活的调理

1. 饮食调理的第一要义便是少食多餐。
2. 细嚼慢咽有利于消化吸收，增强胃蠕动，缓解腹胀不适。
3. 平时所吃的食物应细软、清淡、易消化。
4. 保持情绪舒畅，不要暴饮暴食。

中脘穴、气海穴

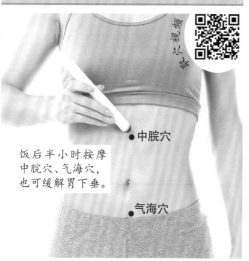

饭后半小时按摩中脘穴、气海穴，也可缓解胃下垂。

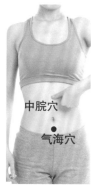

中脘穴在上腹部，脐中上4寸，前正中线上。气海穴在下腹部，脐中下1.5寸，前正中线上。艾灸中脘穴、气海穴有和胃健脾，降逆止呕的作用，可缓解腹痛、腹胀、胃下垂、呃逆、便秘等症状。

艾灸疗法

- 温和灸。
- 每次灸15~20分钟，每日1次，10日为1疗程。
- 健脾渗湿。

建里穴

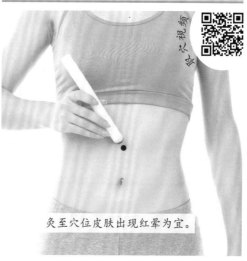

灸至穴位皮肤出现红晕为宜。

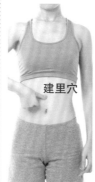

位于上腹部正中线上，肚脐向上3寸，即4横指处。艾灸建里穴有健脾渗湿，和胃止痛的作用，可缓解呕吐、食欲不振、胃脘痛、腹胀等症状。建里穴能够强壮腹内器官功能，是体虚之人很好的"温补药"。

艾灸疗法

- 温和灸。
- 每次灸15~20分钟，每日1次，10日为1疗程。
- 和胃健脾。

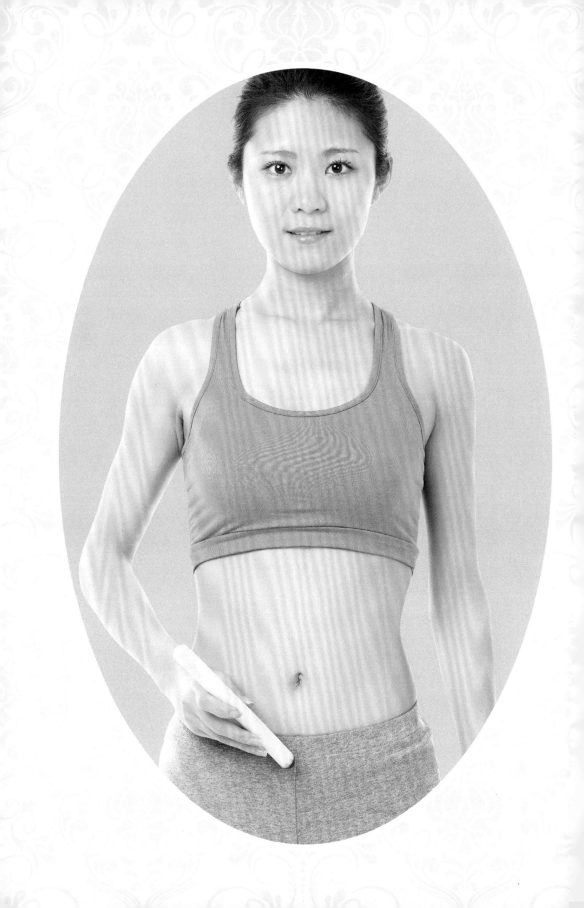

第四章

艾灸祛寒湿，女人常灸气色好

女性为阴柔之体，以气血为本。气血不足，身体就有可能出现各种不适，如神疲乏力、畏寒怕冷、月经稀少等。艾灸相应的穴位可以补气养血，平衡脏腑功能，并能美颜护肤，使女性在拥有健康的同时，美丽焕发。

月经不调

养血行气，补肾调经

月经不调常指月经周期、经量、经色、经质出现了异常，比如时间延长或缩短，经血过多或者过少，颜色发黑或者太淡等，均属于妇科临床常见病和多发病，广大女性朋友们要对此引起重视。

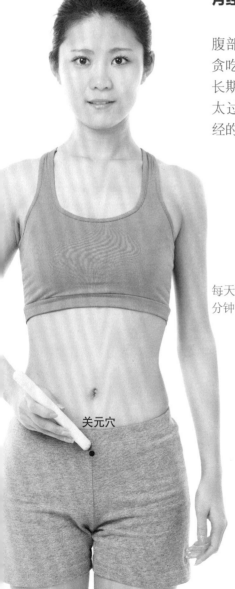

每天艾灸关元穴10分钟，可调血理气。

关元穴

月经不调的病因

中医认为本病多因腹部感受了寒湿之邪，贪吃辛辣或寒凉食物，长期压力大，情绪焦虑，太过劳累等影响到月经的正常排泄。

月经不调要注意什么

少食寒凉，不暴饮暴食，可多吃五谷杂粮和豆制品，如小米、紫糯米、玉米、黄豆等，适量摄入一些肉类、鱼类、蛋类和奶制品，多吃小白菜、卷心菜、菠菜、苋菜、芹菜、藕等蔬菜。经期要注意卫生，保持愉悦的心情，避免精神刺激，适当减少体力劳动。

老中医 提醒您

艾灸可调理月经，从每次月经来前5~7天开始艾灸，至月经来之前停止，连续治疗3个月，经期、经量、经色都会有所改善。

黑木耳红枣茶

黑木耳30克，红枣20颗，煮汤服之。可补中益气，养血止血。主治气虚型月经过多。

山楂红糖饮

生山楂肉50克，红糖40克。山楂水煎去渣，冲入红糖，热饮。可以活血调经。

艾灸疗法

经血从胞宫而出，胞宫受冲任二脉所管，故先取任脉关元穴、气海穴，调理胞宫；经血下泄为肾气所控，因而可再取肾俞穴，滋补精气；取血海穴、地机穴、三阴交穴，化生血液，补精血所需。

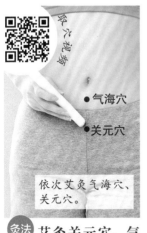

依次艾灸气海穴、关元穴。

灸法 **艾灸关元穴、气海穴**：用艾条温和灸两穴各15~20分钟，每日1次，7日为1疗程。有补中益气，温肾壮阳的作用，可缓解月经不调。

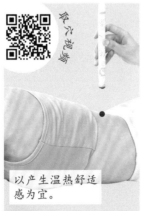

以产生温热舒适感为宜。

灸法 **艾灸肾俞穴**：距离皮肤1~2厘米，温和灸肾俞穴15~20分钟，有温肾助阳，生精益髓的作用，可缓解阳痿、月经不调。

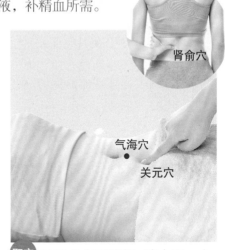

肾俞穴

气海穴

关元穴

取穴 关元穴在下腹部，脐中下3寸，前正中线上。气海穴在下腹部，脐中下1.5寸，前正中线上。肾俞穴在脊柱区，第2腰椎棘突下，后正中线旁开1.5寸。

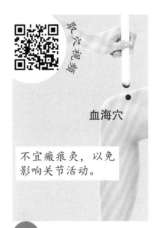

血海穴

不宜瘢痕灸，以免影响关节活动。

灸法 **艾灸血海穴**：用艾条温和灸10~20分钟，以局部产生红晕为度，每日1次，7日为1疗程。可调经统血，健脾化湿。

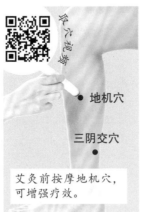

地机穴

三阴交穴

艾灸前按摩地机穴，可增强疗效。

灸法 **艾灸地机穴、三阴交穴**：点燃艾条，温和灸两穴各10~20分钟，每日1次，7日为1疗程。可健脾除湿，调经止遗。

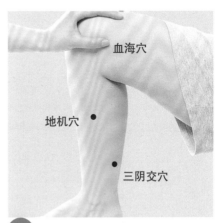

血海穴

地机穴

三阴交穴

取穴 将手掌伏于膝盖骨上，大拇指与四指成45°，拇指尖处即是血海穴。地机穴在小腿内侧，先找到阴陵泉穴，直下4横指处。三阴交穴在小腿内侧，内踝尖向上4横指，胫骨内侧缘后际。

痛经

调补气血，通经止痛

痛经通常发生在月经期或者经期前后，下腹部剧烈疼痛，有时会伴有面色苍白，出冷汗，手脚冰凉，恶心呕吐等不适，许多女性对每月都要遭受一次痛经而感到害怕，影响了正常的工作和生活。

痛经要注意什么

1. 经期注意保暖，不要碰凉水，禁止游泳、盆浴、洗头，避免受寒。
2. 禁食寒凉、辛辣刺激性食物，冷饮、咖啡、酒等饮品也要禁食。
3. 调畅情志，保持精神舒畅，消除恐惧心理。

痛经的病因

痛经的发生常与受凉或情绪不佳有关，如在经前或经期受凉，或贪吃冷饮，使小腹发凉，导致经血运行不畅，引起腹部疼痛。若平时生活、工作压力较大，情绪焦虑，气机阻滞而引起瘀血停于胞宫，同样会导致痛经的发生。

气海穴是人体生气之源，当体内气不足导致血瘀、阳虚时，可以按摩或艾灸气海穴以补中益气。

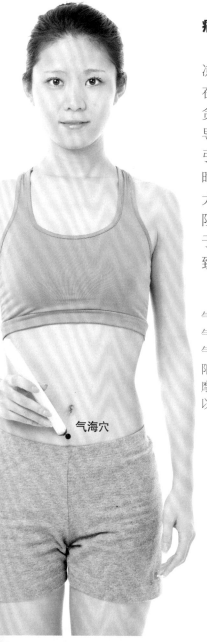

气海穴

老中医提醒您

治疗痛经的关键在于调补气血，通经止痛。艾灸能温经活血，化瘀止痛，使子宫顺利排出经血。月经期头几天出现血块属正常现象，坚持艾灸，痛经症状会有所改善。

韭菜红糖饮

韭菜 250 克，红糖适量。先将韭菜捣烂取汁，然后将煮沸的红糖水兑入韭菜汁中，饮服。韭菜性温，有健胃暖中，温肾助阳，散瘀活血的作用。

鸡蛋当归姜汤

鸡蛋 1 个，红枣、当归各 15 克，干姜、陈皮各 5 克，米酒适量。将当归、干姜、陈皮加水煮沸，去渣留汁，鸡蛋打散，和米酒、红枣一起放入药汁中，再煮至红枣烂即可。

气滞血瘀型痛经艾灸疗法

气滞血瘀型痛经主要症状有小腹胀痛或阵发性剧烈绞痛，放射到腰骶部，月经后期，色紫红或紫黑，有血块，经行淋漓不畅。偏于气滞者则胀甚于痛，同时伴有乳房及胸肋胀痛；偏于血瘀者则以疼痛为主。

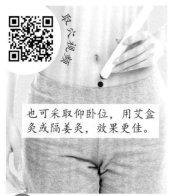

灸法 艾灸气海穴：用艾条温和灸 15~20 分钟，每日 1 次，7 日为 1 疗程。艾灸气海穴有补中益气的效果，使经血排出顺畅。

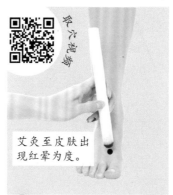

灸法 艾灸太冲穴：用艾条温和灸 10~20 分钟，每日 1 次，7 日为 1 疗程。艾灸太冲穴有疏肝理气，活血，调和气血的作用，可缓解月经不调、痛经。

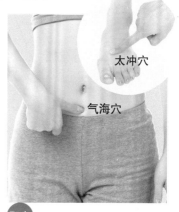

取穴 气海穴在下腹部正中线上，肚脐中央向下 2 横指处。太冲穴在足背，沿第 1、2 趾间横纹向足背上推有一凹陷处即是。

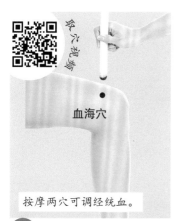

灸法 艾灸血海穴：点燃艾条，温和灸血海穴 10~20 分钟，可以缓解疼痛。

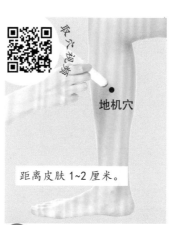

灸法 艾灸地机穴：点燃艾条，温和灸 10~20 分钟，每日 1 次，7 日为 1 疗程。地机穴为脾经郄穴，善于行气活血，止痛。

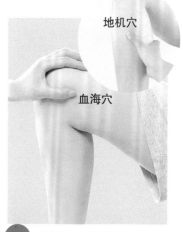

**取穴 手掌放在膝盖骨，拇指与四指成 45°，拇指尖处即是血海穴。地机穴位于阴陵泉穴下 4 横指处。

寒湿凝滞型痛经艾灸疗法

寒湿凝滞型痛经主要症状有小腹冷痛，按之剧痛，得温则舒，月经色紫黑夹块，常伴有体寒、肢冷、关节酸痛。治疗宜温经散寒，祛湿止痛。

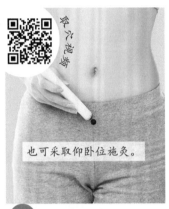

也可采取仰卧位施灸。

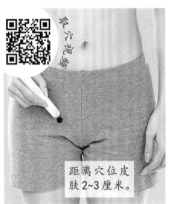

距离穴位皮肤2~3厘米。

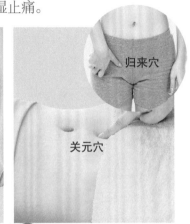

归来穴

关元穴

灸法 **艾灸关元穴**：用艾条温和灸 15~20 分钟，以局部皮肤产生红晕为宜，每日 1 次。

灸法 **艾灸归来穴**：用艾条温和灸 15~20 分钟，每日 1 次。艾灸归来穴可缓解下腹疼痛感。

取穴 关元穴在下腹部，正中线上，肚脐中央向下 4 横指处即是。归来穴在下腹部，脐中下 4 寸，距前正中线 2 寸。

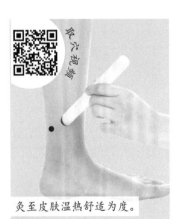

灸至皮肤温热舒适为度。

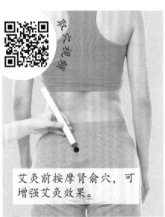

艾灸前按摩肾俞穴，可增强艾灸效果。

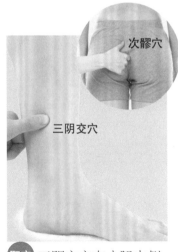

次髎穴

三阴交穴

灸法 **艾灸三阴交穴**：点燃艾条，温和灸 10~15 分钟，每日 1 次。艾灸三阴交穴可健脾和胃，补益肝肾，调经止带。

灸法 **艾灸次髎穴**：用艾条温和灸次髎穴 15~20 分钟，可缓解月经不调、痛经等病症。次髎穴是治疗痛经的经验效穴。

取穴 三阴交穴在小腿内侧，胫骨内侧缘后际，内踝尖向上 4 横指处。次髎穴位于髂后上棘的内下方。

习惯性流产

补肾健脾，培元固本，益气固冲

　　习惯性流产是指连续 3 次以上在怀孕期间出现胎停育或死胎，属于不孕的范畴，病因较为复杂。对于怀孕 3 个月以内的早期习惯性流产可适当辅以艾灸治疗。

习惯性流产要注意什么

1. 定时做妇科检查。
2. 合理饮食。选择富含维生素及微量元素、易于消化的食物，如各种蔬菜、水果、豆类、蛋类、肉类等。
3. 注意个人卫生。应勤洗澡、勤换内衣，但不宜盆浴。

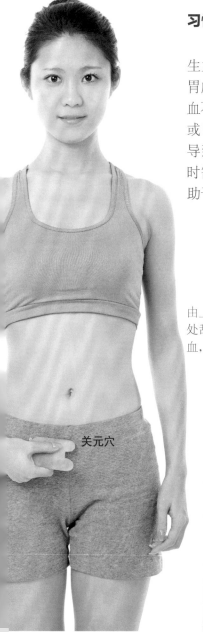

关元穴

由上而下在关元穴处刮痧，可益气养血，调理脾肾。

习惯性流产的病因

　　中医认为本病的发生主要和肾气不足或脾胃虚弱有关，当孕妇气血不足时，不足以固胎，或因孕后房事不节，导致滑胎。因此治疗时需要补肾健脾，有助于安胎。

老中医 提醒您

　　习惯性流产后应立即进行必要的检查，采取相应的治疗。如果出现月经不调，就需要先调理月经。如果想再次怀孕，一定要积极调养身体，艾灸可补气活血，促进身体恢复。

鸡蛋红枣汤

鸡蛋 2 个，红枣 10 颗，红糖适量。锅内放清水，煮沸后打入鸡蛋，水再沸时加红枣和红糖，小火煮约 20 分钟即可。适用于人工流产后及产后气血不足者。

莲子桂圆山药粥

莲子、桂圆肉各 50 克，加水小火煲汤，加山药粉 100 克煮粥。怀孕后便可食用。适用于阴道出血、小腹坠痛、腰腿酸软、有习惯性流产史者。

气血虚弱型习惯性流产艾灸疗法

　　气血虚弱型习惯性流产主要表现为曾有小产或滑胎史，妊娠三四个月出现胎动下坠、阴道少量流血、色淡红、神疲肢倦、腰酸腹胀等。治疗宜补气益血，固肾安胎。

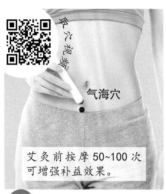
艾灸前按摩50~100次可增强补益效果。

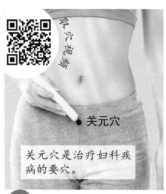
关元穴是治疗妇科疾病的要穴。

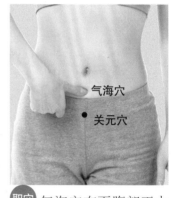

灸法 **艾灸气海穴**：用艾条温和灸15~20分钟，每日1次，10日为1疗程。艾灸气海穴有补中益气的作用。

灸法 **艾灸关元穴**：用艾条温和灸15~20分钟，每日1次，10日为1疗程。艾灸关元穴有涩精止遗的作用。

取穴 气海穴在下腹部正中线上，肚脐向下2横指处即是。关元穴在下腹部前正中线上，肚脐中央向下4横指处即是。

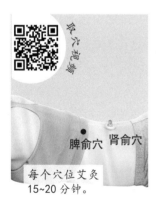
每个穴位艾灸15~20分钟。

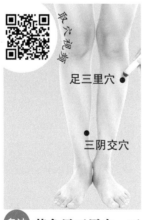

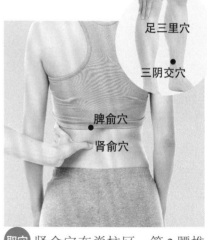

灸法 **艾灸肾俞穴、脾俞穴**：用艾炷依次隔姜灸肾俞穴、脾俞穴5~7壮，以皮肤产生温热感为宜，每日1次，10日为1疗程。

灸法 **艾灸足三里穴、三阴交穴**：用艾条分别温和灸足三里穴和三阴交穴，每日1次，10日为1疗程，有健脾和胃，扶正培元的作用。

取穴 肾俞穴在脊柱区，第2腰椎棘突下，后正中线旁开2横指处。脾俞穴在背部，第11胸椎棘突下，旁开2横指处。足三里穴在小腿外侧，同侧手虎口围住髌骨上外缘，四指向下，中指指尖处。三阴交穴在小腿内侧，胫骨内侧缘后际，内踝尖向上4横指处。

肾虚型习惯性流产艾灸疗法

　　肾虚型习惯性流产主要表现有曾屡次滑胎，妊娠 3 个月后出现腰酸腹坠，伴阴道下血、头晕耳鸣、小便频数等。治疗宜补益肾气，固摄冲任。

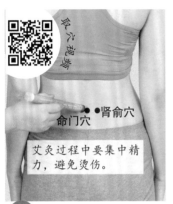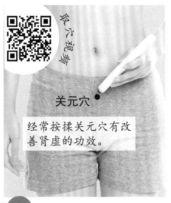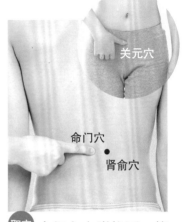

灸法 艾灸命门穴、肾俞穴：用艾条温和灸上述穴位各15~20分钟，每日 1 次，10日为 1 疗程。有补肾壮阳，调经止带的作用。

灸法 艾灸关元穴：用艾条温和灸 15~20 分钟，每日 1 次，10 日为 1 疗程。有补益肝肾，温养冲任的作用。

取穴 命门穴在脊柱区，第2 腰椎棘突下凹陷中，后正中线上。肾俞穴在脊柱区，第 2 腰椎棘突下，后正中线旁开 2 横指处。关元穴在下腹部，正中线上，肚脐向下 4 横指处。

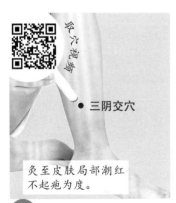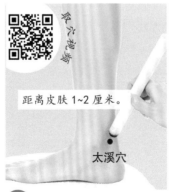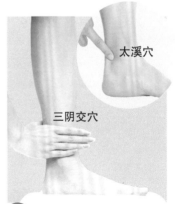

灸法 艾灸三阴交穴：用艾条温和灸10~15分钟，每日灸1次，10日为1疗程。可健脾补肾，调经固冲。

灸法 艾灸太溪穴：太溪穴为肾经原穴，有助于补肾安胎。点燃艾条，温和灸10~15分钟，每日 1 次。

取穴 三阴交穴在小腿内侧，胫骨内侧缘后际，内踝尖向上 4 横指处。太溪穴在内踝尖和跟腱之间凹陷处。

带下病

健脾利湿，固摄带脉

带下病是指带下明显增多或减少，颜色、质地和气味发生异常的疾病。若带下分泌过多，颜色变黄，较为黏稠并有异味，可能是因为下焦受了湿热之邪；如果带下较为清稀，且有乏力、怕冷等不适，可能和脾肾阳虚有关。一般而言，带下病多是湿邪为患，而艾灸有良好的健脾除湿之功。

带脉穴

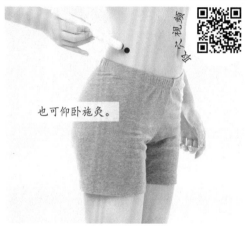

也可仰卧施灸。

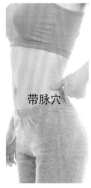

带脉穴

带脉穴在侧腹部，第11肋骨游离端垂线与肚脐水平线的交点上。艾灸带脉穴有温经散寒，缓急止痛，固摄带脉，调理经气等功效。

艾灸疗法

- 温和灸。
- 每次灸15~20分钟，每日1次，10日为1疗程。
- 调经止带。

三阴交穴

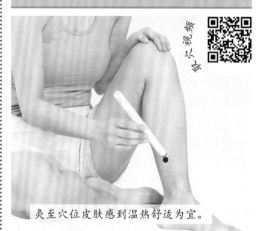

灸至穴位皮肤感到温热舒适为宜。

三阴交穴

三阴交穴在小腿内侧，胫骨内侧缘后际，内踝尖向上4横指处。艾灸三阴交穴有健脾补肾，调经止带，涩精止遗的功效，可缓解脾胃虚弱、更年期综合征、闭经、白带过多等。

艾灸疗法

- 温和灸。
- 每次灸10~15分钟，每日1次，10日为1疗程。
- 健脾补肾。

老中医 提醒您

中医认为带下病多是湿证，艾灸可祛湿止带，尤其适用于带下量多，质地较稀等症，疗效较为明显。

注重日常生活的调理

1. 要注意个人卫生，内裤和普通衣物应该分开来清洗，避免交叉感染。
2. 现在很多女性会用洗液来清洗阴部，但如果清洗过度容易破坏阴道的弱酸性环境，从而引发各种妇科病，所以无须过度清洗。

关元穴

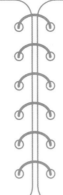

穴位视频

此穴是防治生殖疾病的要穴。

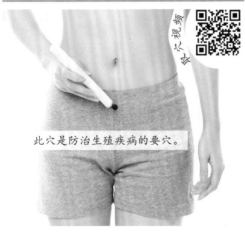

关元穴

关元穴在下腹部前正中线上，肚脐中央向下4横指处即是。艾灸此穴有补肾助阳，涩精止带的作用。

艾灸疗法

- 温和灸。
- 每次灸15~20分钟，每日1次，10日为1疗程。
- 温肾固摄。

阴陵泉穴

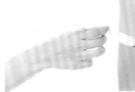

穴位视频

掌握好艾灸时间，以皮肤出现红晕为度。

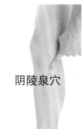

阴陵泉穴

阴陵泉穴在小腿内侧，胫骨内侧髁下缘与胫骨内侧缘之间的凹陷中。作为足太阴脾经合穴，阴陵泉穴可健脾利湿以止带。

艾灸疗法

- 温和灸。
- 每次灸15~20分钟，每日1次，10日为1疗程。
- 清利湿热。

乳腺增生

调摄冲任，理气散结

一侧或两侧乳房有大小不等，质地不硬，活动度好的肿块，并出现疼痛，随着情绪波动或月经周期发生变化，月经前肿块变大，疼痛更加明显，月经结束后症状又会自行缓解。这和气机是否顺畅有关，当情绪或月经引起气机不畅时，阻滞于乳房，会使增生的症状加重。

足三里穴

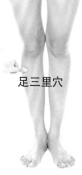

艾灸前后注意保暖，不要吹风。

在小腿外侧，一手虎口围住髌骨上外缘，四指向下，中指指尖处。艾灸足三里穴可健脾和胃，调和气血。

足三里穴

艾灸疗法

- 温和灸。
- 每次灸 15~20 分钟，每日 1 次，10 日为 1 疗程。
- 理气和血。

太冲穴

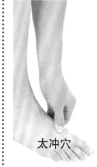

施灸距离 1~2 厘米。

在足背，沿第 1、2 趾间横纹向足背上推，可感有一凹陷处即是。艾灸太冲穴可疏肝理气。

太冲穴

艾灸疗法

- 温和灸。
- 每次灸 10~20 分钟，每日 1 次，10 日为 1 疗程。
- 疏肝理气。

老中医 提醒您

疼痛加剧与情绪等有关，过度抑郁、生气时症状会加重。平时要加强锻炼，消除紧张、不开心等心理状态，保持心情舒畅豁达，情绪稳定。艾灸后可使疼痛减轻，肿块减小。

注重日常生活的调理

饮食调理 平时的饮食应清淡有营养。太过油腻的食物不利于乳腺增生的缓解，也不利于疾病的恢复。

适当运动 多运动，防止肥胖。

日常生活 生活要有规律，三餐定时定量，早睡早起。尽量保持愉快的心情，少生气。

期门穴

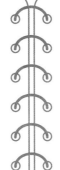

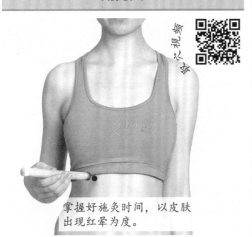

掌握好施灸时间，以皮肤出现红晕为度。

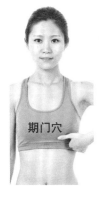

期门穴

在胸部，乳头直下推2个肋间隙。艾灸期门穴可疏肝解郁，调畅情志。

艾灸疗法

- 温和灸。
- 每次灸15~20分钟，每日1次，10日为1疗程。
- 通络止痛。

乳根穴、膻中穴

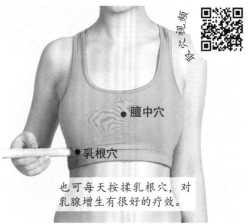

膻中穴

乳根穴

也可每天按揉乳根穴，对乳腺增生有很好的疗效。

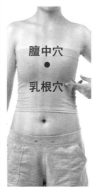

膻中穴

乳根穴

乳根穴在胸部，从乳中直向下推1个肋间隙，按压有酸胀感处即是。膻中穴在胸部前正中线上，两乳头连线中点。艾灸这两个穴位有通乳散结，宣肺利气的功效，可缓解咳喘、乳汁不足、乳痛等症状。

艾灸疗法

- 温和灸。
- 每穴灸10~15分钟，每日1次，10日为1疗程。
- 通乳散结。

外阴瘙痒

除湿止痒

由于妇科疾病或外界刺激引起的阴部瘙痒，多发于阴蒂、小阴唇，也可能波及大阴唇、会阴和肛周。阴道炎是引起外阴瘙痒的常见原因。本病既有可能因为个人卫生问题诱发，外感湿邪导致，也有可能因为内在肝肾阴虚，精血不足引起。

关元穴

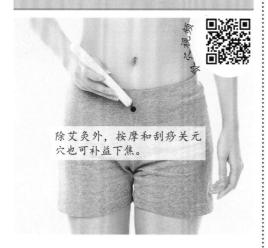

除艾灸外，按摩和刮痧关元穴也可补益下焦。

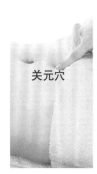

关元穴

关元穴位于下腹部正中线上，肚脐中央向下 4 横指处。艾灸关元穴有培元固本，补益下焦之功，多用于泌尿系统、生殖系统疾患，可缓解疝气、阴道炎等病症。

艾灸疗法

- 温和灸。
- 每次灸 15~20 分钟，每日 1 次，10 日为 1 疗程。
- 补中益气。

血海穴、阴陵泉穴

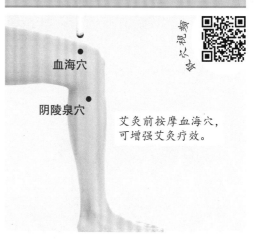

血海穴

阴陵泉穴

艾灸前按摩血海穴，可增强艾灸疗效。

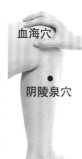

血海穴

阴陵泉穴

手掌伏于髌骨上，大拇指和四指成 45°，拇指指尖处即血海穴。艾灸血海穴止痒疗效较佳。阴陵泉穴在小腿内侧，胫骨内侧髁下缘与胫骨内侧缘之间的凹陷中，为足太阴脾经的合穴，可健脾利湿。

艾灸疗法

- 温和灸。
- 每次灸 10~20 分钟，每日 1 次，10 日为 1 疗程。
- 健脾利湿。

老中医 提醒您

若伴有白带多的症状，可以配一些熏洗的药物来辅助治疗。同时坚持艾灸，症状会减轻，分泌物也会减少。若检查有妇科疾病，应及时治疗，解除病因。

注重日常生活的调理

1. 注意经期卫生，行经期间勤换卫生巾，勤清洗。
2. 保持外阴清洁干燥，不用热水烫洗，不用肥皂擦洗。
3. 忌酒及辛辣食物。
4. 不穿紧身裤，内裤须宽松、透气，以棉制品为宜。

三阴交穴

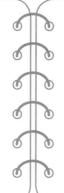
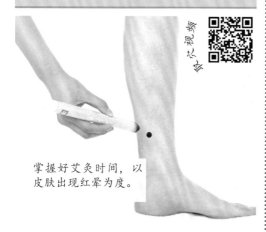

掌握好艾灸时间，以皮肤出现红晕为度。

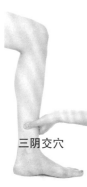

三阴交穴

在小腿胫骨内侧面后缘，内踝尖向上4横指处即是。艾灸三阴交穴有健脾和胃，调经止带，涩精止遗的功效，可缓解脾胃虚弱、更年期综合征、闭经、白带过多等症。

艾灸疗法

- 温和灸。
- 每次灸10~15分钟，每日1次，10日为1疗程。
- 补益肝肾。

会阳穴

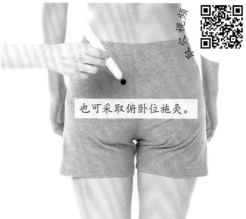

也可采取俯卧位施灸。

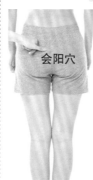

会阳穴

取穴时顺着脊柱向下摸到尽头，旁开半个拇指处即是。会阳穴归属足太阳膀胱经，可祛湿止痒，补阳益气，主治泄泻、便血、痔疾、带下、外阴瘙痒。

艾灸疗法

- 温和灸。
- 每次灸15~20分钟，每日1次，10日为1疗程。
- 散发水湿，补阳益气。

盆腔炎

温养冲任，行气化瘀

　　盆腔炎是女性生殖器官相关的炎症，可能局限于一个部位，也有可能影响多个盆腔内的器官。临床表现有发热、下腹痛、白带增多、腰腹部坠胀等。

盆腔炎要注意什么

在盆腔炎发作期间，饮食需清淡，避免吃一些辛辣刺激的食物。同时要注意个人卫生，保持清洁，节制房事，禁止游泳、盆浴等。平时注意多休息，不要太劳累。

盆腔炎的病因

　　近期做了妇产科手术，或经期、产后不注意养护身体，或房事不注意卫生，均容易感染本病。

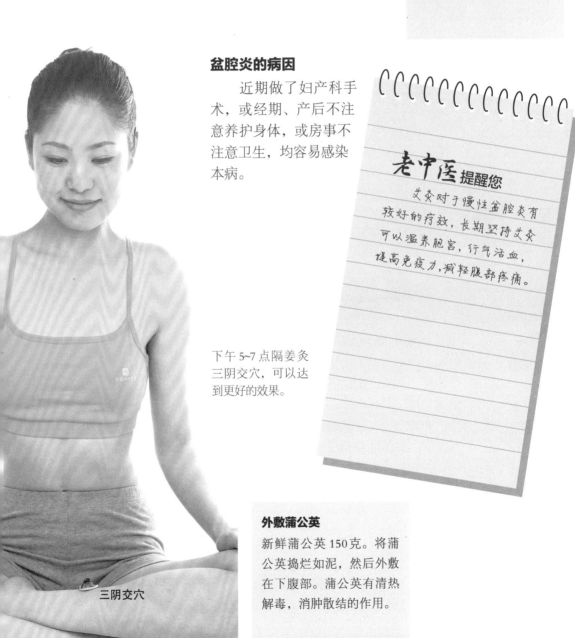

老中医提醒您

艾灸对于慢性盆腔炎有较好的疗效，长期坚持艾灸可以温养胞宫，行气活血，提高免疫力，减轻腹部疼痛。

下午5~7点隔姜灸三阴交穴，可以达到更好的效果。

三阴交穴

外敷蒲公英

新鲜蒲公英150克。将蒲公英捣烂如泥，然后外敷在下腹部。蒲公英有清热解毒，消肿散结的作用。

艾灸疗法

艾灸气海穴、关元穴可温养冲任，培肾固本；中极穴、子宫穴直接作用于盆腔，可调理病灶环境，有助于活血化瘀；三阴交穴为足三阴经交汇处，同调肝脾肾三脏。

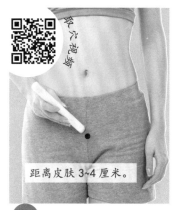

距离皮肤 3~4 厘米。

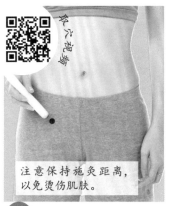

注意保持施灸距离，以免烫伤肌肤。

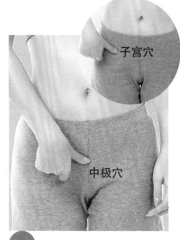

灸法 艾灸中极穴：用艾条温和灸 15~20 分钟，以穴位皮肤感到温热、舒适为宜。艾灸中极穴有补中益气，涩精止遗的功效，可缓解盆腔炎、阴痒。

灸法 艾灸子宫穴：用艾条温和灸 15~20 分钟，以穴位皮肤感到温热、舒适为宜。艾灸子宫穴有调经理气，升提下陷的功效，可缓解月经不调、痛经、盆腔炎等。

取穴 中极穴在下腹部，脐中下 4 寸，前正中线上。子宫穴在下腹部，脐中下 4 寸，前正中线旁开 3 寸。

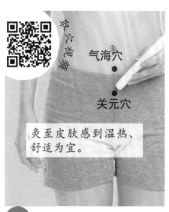

灸至皮肤感到温热、舒适为宜。

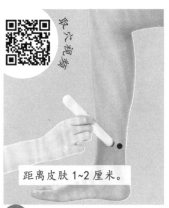

距离皮肤 1~2 厘米。

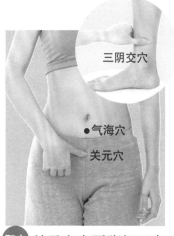

灸法 艾灸关元穴、气海穴：用艾条分别温和灸两穴 15~20 分钟，以穴位皮肤感到温热、舒适为宜。艾灸关元穴有温助阳气，固护正气，温暖下焦的功效；艾灸可益气和血，温养冲任。

灸法 艾灸三阴交穴：三阴交穴为足三阴经交会穴，能补益肝脾肾。用艾条温和灸 10~15 分钟，每日 1 次。

取穴 关元穴在下腹部正中线上，肚脐中央向下 4 横指处即是。气海穴在下腹部正中线上，肚脐中央向下 2 横指处即是。三阴交穴在小腿内侧，胫骨内侧缘后际，内踝尖向上 4 横指处。

子宫肌瘤

活血化瘀，软坚散结

子宫肌瘤是女性生殖器官中常见的肿瘤之一，和激素紊乱有关。中医认为，当体内气血运行不畅，痰湿积聚于盆腔，久而久之导致痰瘀互结，积累到了一定程度就会形成子宫肌瘤，会令女性月经周期不准，月经量增多，带下异常，严重时还会影响到其生育功能。

曲骨穴

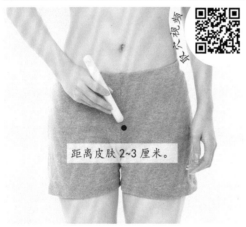

距离皮肤2~3厘米。

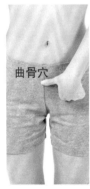

曲骨穴

曲骨穴在下腹部，耻骨联合上缘，前正中线上。艾灸曲骨穴有调经止带，温肾壮阳的功效，可缓解月经不调、痛经等症状。

艾灸疗法

- 温和灸。
- 每次灸15~20分钟，每日1次，7日为1疗程。
- 调经止带。

天枢穴

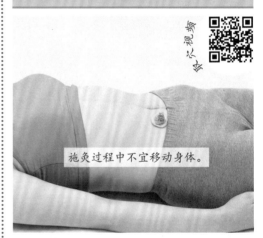

施灸过程中不宜移动身体。

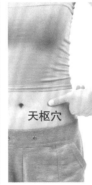

天枢穴

天枢穴位于肚脐旁开2寸（约3指宽度）处。艾灸天枢穴不仅能够治疗腹泻、便秘，还可行气活血，通经止痛，用于多种妇科病，如月经不调、子宫肌瘤、痛经等。

艾灸疗法

- 隔姜灸。
- 每次灸10~15分钟，每日1次，7日为1疗程。
- 温肾暖宫。

老中医 提醒您

艾灸疗法可活血化瘀，软坚散结，对于子宫肌瘤引起的月经不调、小腹痛等症状有较好的改善作用。

注重日常生活的调理

1. 多吃蔬菜、水果，少食辛辣、刺激性食品。
2. 作息时间混乱会对身体造成严重的伤害，要养成良好的生活习惯；保持外阴清洁、干燥；若白带过多，应注意清洗外阴；防止过度疲劳，经期尤需注意休息。

子宫穴	三阴交穴

注意保持施灸距离，以免烫伤肌肤。

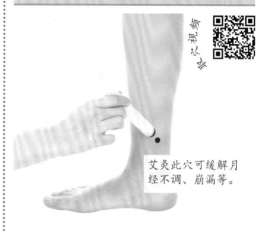

艾灸此穴可缓解月经不调、崩漏等。

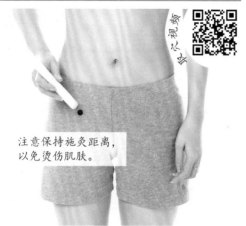

子宫穴

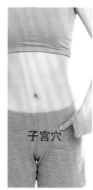

子宫穴在下腹部，脐中下 4 寸，前正中线旁开 3 寸。艾灸子宫穴可温养胞宫，调节妇科疾病。

三阴交穴

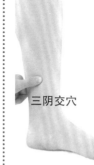

在小腿内侧，胫骨内侧缘后际，内踝尖向上 4 横指处。三阴交穴为足三阴经交会穴，艾灸能补益肝脾肾，行气活血。

艾灸疗法

- 温和灸。
- 每次灸 15~20 分钟，每日 1 次，7 日为 1 疗程。
- 温养胞宫。

艾灸疗法

- 温和灸。
- 每次灸 10~15 分钟，每日 1 次，7 日为 1 疗程。
- 行气活血。

子宫脱垂

益气升提，补肾固脱

子宫脱垂是指子宫下坠，甚至脱出到阴道口外。女性常会因为多次分娩或分娩时营养不良和分娩后重体力劳动出现这个情况。中医认为这可能和气虚下陷、肾虚不固有关，固摄子宫的力量减弱，导致子宫下坠脱出。临床表现为下腹部坠胀，腰骶部酸痛，阴道有肿物脱出，月经紊乱，白带增多，有时会出现尿失禁等。

子宫穴、关元穴

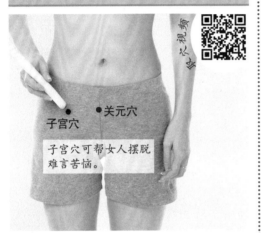

关元穴
子宫穴

子宫穴可帮女人摆脱难言苦恼。

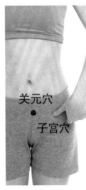

关元穴
子宫穴

子宫穴在下腹部，脐中下 4 寸，前正中线旁开 3 寸处。艾灸子宫穴有调经理气，升提下陷的功效，可缓解月经不调、子宫脱垂等病症。关元穴在下腹部，正中线上，肚脐中央向下 4 横指处即是，可提升阳气，补肾固本。

艾灸疗法

- 温和灸。
- 每次灸 15~20 分钟，每日 1 次，7 日为 1 疗程。
- 调经理气。

带脉穴

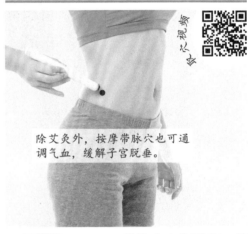

除艾灸外，按摩带脉穴也可通调气血，缓解子宫脱垂。

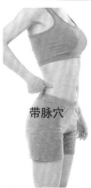

带脉穴

带脉穴在侧腹部，第11 肋骨游离端垂线与肚脐水平线的交点上。艾灸带脉穴有温经散寒，缓急止痛的功效，可缓解子宫脱垂、月经不调、腹痛、盆腔炎等症状。

艾灸疗法

- 温和灸。
- 每次灸 15~20 分钟，每日 1 次，7 日为 1 疗程。
- 温经散寒。

老中医 提醒您

艾灸疗法有益气提升，补肾固脱的作用，可明显改善子宫脱垂症状。产后要注意预防子宫脱垂的发生，充分休息，不能久蹲或担、提重物，同时做提肛锻炼对子宫脱垂的治疗有很大帮助。

注重日常生活的调理

1. 注意休息，避免重体力劳动。
2. 避免长时间站立或下蹲、屏气等增加腹压的动作。
3. 保持大小便通畅。
4. 及时治疗慢性气管炎等增加腹压的疾病。
5. 进行身体锻炼，提高身体素质。

百会穴

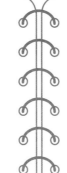

注意保持施灸距离，以免灼烧头发。

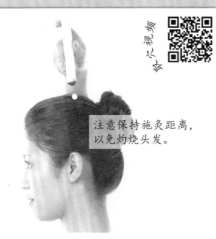

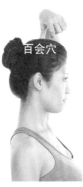
百会穴

在头顶正中，两耳尖与头正中线相交处。艾灸百会穴可补气升提。

艾灸疗法

- 温和灸。
- 每次灸 30 分钟，每日 1 次，7 日为 1 疗程。
- 补中益气。

三阴交穴

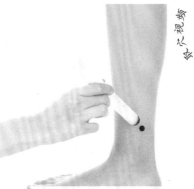

不宜瘢痕灸，以免影响关节活动。

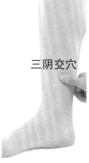
三阴交穴

在小腿内侧，胫骨内侧缘后际，内踝尖向上4横指处。三阴交穴为足三阴经交会穴，艾灸能补脾胃，益肝肾，调气血。

艾灸疗法

- 温和灸。
- 每次灸 10~15 分钟，每日 1 次，7 日为 1 疗程。
- 补益肾气。

产后缺乳

调理气血，通络下乳

产妇在分娩两三天后，就会分泌乳汁，这时若是乳汁不多，属于正常现象。但如果数天之后，产妇分泌的乳汁依然很少，甚至根本没有乳汁分泌，这就是缺乳症。

产后缺乳的病因

中医认为乳汁是人体津血所变化而来，脾胃虚弱之人气血不足，不能转化为乳汁，导致产后乳汁少或全无。若产妇情志不舒畅，肝郁气滞，导致气血不畅，阻碍乳汁运行，也会导致缺乳。温润的艾灸疗法能够祛除体内痰湿，益气养血，滋津生液以增加产妇的乳汁分泌。

产妇缺乳时，每晚泡脚20分钟后，再按摩涌泉穴10分钟，可增加乳汁分泌。

涌泉穴

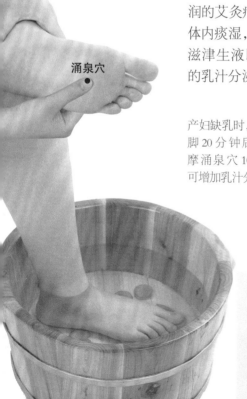

产后缺乳要注意什么

1. 多摄取汤类饮食，尤其是富含蛋白质的食物和新鲜蔬菜以及充足的汤水，如鲫鱼汤、排骨海带汤等。
2. 脾胃虚弱者可多吃一些健脾的食物，如山药、扁豆、莲子等，以助乳汁分泌。
3. 情绪波动对乳汁分泌具有重要影响，因此尽可能保持心情愉快，睡眠充足。

老中医 提醒您

艾灸能温经通脉，调理气血，使乳汁分泌渐渐增多，瘀滞造成的胀痛也会减轻。乳汁不足可能是由于产妇长期营养不良，可选择食用营养价值高的食物，如牛奶、鸡蛋、鱼肉、鸡肉等。多喝汤水，促进乳汁分泌。

豌豆红糖饮

豌豆100克，红糖适量。将豌豆与红糖加水煮烂，空腹服用，每日2次。豌豆补中益气，红糖温补，健脾暖胃，两者同食可催乳。

猪蹄黄豆汤

猪蹄2只，黄豆250克，加水、生姜、黄酒同煮，至猪蹄烂熟，撒入盐、葱花即成，喝汤，食猪蹄肉。

艾灸疗法

　　膻中穴为治疗产后缺乳的要穴。期门穴对乳汁的分泌有良好的调节作用。肾藏精，精血同源，择肾之起点涌泉穴即生精；脾胃为气血生化之器，定胃中要穴足三里穴而生血。

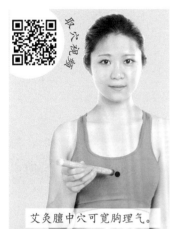

艾灸膻中穴可宽胸理气。

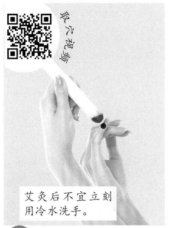

艾灸后不宜立刻用冷水洗手。

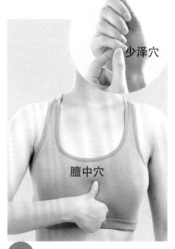

灸法 **艾灸膻中穴**：用艾条温和灸 10~15 分钟，以局部皮肤感觉温热、舒适为宜。若胸腔内有发热感，并逐步扩散，效果更好。

灸法 **艾灸少泽穴**：用艾条温和灸 15~20 分钟，每日 1 次，以穴位皮肤感到温热、舒适为宜。艾灸少泽穴有通乳化瘀，宣肺利气的功效，可缓解乳汁不足、乳痛。

取穴 膻中穴在胸部，两乳头连线中点，前正中线上。少泽穴在手指，小指末节尺侧，指甲根角侧旁开 0.1 寸（指寸）处即是。

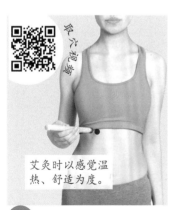

艾灸时以感觉温热、舒适为度。

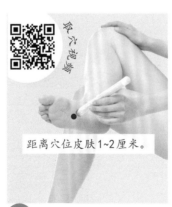

距离穴位皮肤 1~2 厘米。

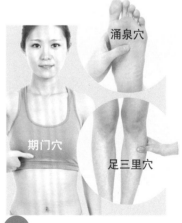

灸法 **艾灸期门穴**：点燃艾条，温和灸 15~20 分钟，每日 1 次，可疏肝解郁，调畅情志。

灸法 **艾灸涌泉穴、足三里穴**：用艾条温和灸涌泉穴和足三里穴，每日 1 次，以局部皮肤感到温热、舒适为宜。

取穴 期门穴在乳头直下推 2 个肋间隙处。涌泉穴在足底前 1/3 有一凹陷处，按压有酸痛感处即是。足三里穴在小腿外侧，犊鼻穴下 3 寸，犊鼻穴与解溪穴连线上。

产后抑郁

调和气血，安神定志

　　产后产妇身体多虚弱，心血不足，心主神志，故心神失养；或因情绪不畅，肝气郁结；产后多血瘀，瘀血停滞，上攻于心，以上因素均会造成产后情志异常。

期门穴	心俞穴

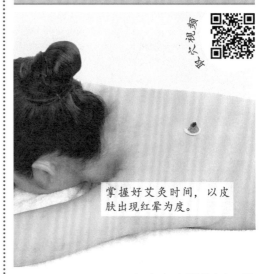

艾灸时注意不要让艾炷倾倒，以免烫伤皮肤。

掌握好艾灸时间，以皮肤出现红晕为度。

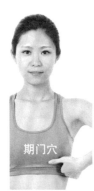

期门穴

　　在胸部，自乳头垂直向下推 2 个肋间隙，按压有酸胀感处即是。艾灸期门穴有宽胸理气，行气止痛的功效，可缓解胸胁痛、乳房胀痛、情志抑郁等。

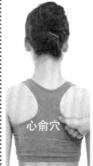

心俞穴

　　心俞穴在脊柱区，第 5 胸椎棘突下，后正中线旁开 1.5 寸。心俞穴为心的背俞穴，可以宁心安神，是治疗神志疾病的要穴。

艾灸疗法

- 隔姜灸。
- 每次灸 3~7 壮，每日 1 次，10 日为 1 疗程。
- 健脾疏肝。

艾灸疗法

- 隔姜灸。
- 每次灸 5~7 壮，每日 1 次，10 日为 1 疗程。
- 宁心安神。

老中医 提醒您

产妇身体虚弱、中气不足、营养不足，均可能有困倦无力感。要注意补充营养，坚持艾灸。艾灸能改善心脾两虚，瘀血内阻，肝气郁结的症状，使情绪得到舒缓。

注重日常生活的调理

1. 要让自己有充分的休息时间，避免过于劳累，或是做一些能够让自己高兴的事情来转移注意力。
2. 在烦闷的时候，要选择健康的途径来发泄，可以通过健身、逛街以及和朋友倾诉的方式来缓解症状。

肝俞穴

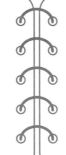

艾灸前可以先按摩，效果更好。

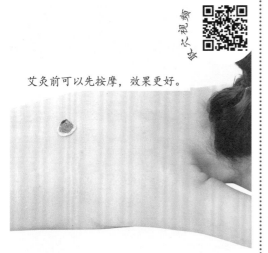

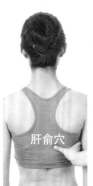

肝俞穴在脊柱区，第 9 胸椎棘突下，后正中线旁开 1.5 寸。肝俞穴为肝的背俞穴，可以调肝，疏肝，护肝，畅达气机，气机通利则津血畅达，焦虑抑郁等不良情绪自然缓解。

艾灸疗法

- 隔姜灸。
- 每次灸 5~7 壮，每日 1 次，10 日为 1 疗程。
- 疏肝解郁。

内关穴

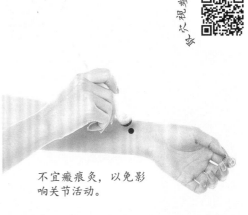

不宜瘢痕灸，以免影响关节活动。

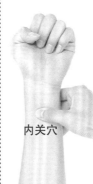

内关穴位于前臂掌侧，腕横纹上 2 寸，两筋之间。内关穴为心包经腧穴，可以广泛用于各类心系病，如心悸、失眠、胸闷、胸痛等，艾灸内关穴可宁心安神，缓解失眠、心烦等症状。

艾灸疗法

- 温和灸。
- 每次灸 15~20 分钟，每日 1 次，10 日为 1 疗程。
- 补益心气。

更年期综合征

补益肝肾，调理冲任

　　更年期多发生在 45~55 岁，妇女卵巢功能逐渐衰退，月经结束是重要标志。在绝经期前后，肾精逐渐减少，围绕月经紊乱或绝经而出现如突然烘热汗出、烦躁易怒、眩晕耳鸣、心悸失眠、腰酸背痛等一系列症状。

太溪穴

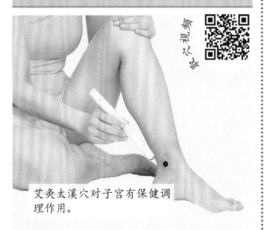

艾灸太溪穴对子宫有保健调理作用。

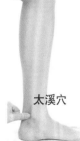

太溪穴

　　太溪穴在踝区，内踝尖与跟腱之间的凹陷中。本穴是足少阴原穴，艾灸太溪穴有滋阴填精，温肾助阳的功效，可缓解失眠、眩晕、耳鸣等症状。

艾灸疗法

- 温和灸。
- 每次灸 10~15 分钟，也可用回旋灸或隔姜灸。
- 滋阴益肾。

关元穴、气海穴

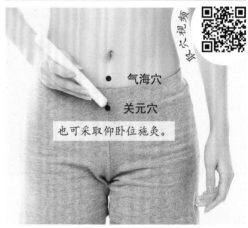

气海穴

关元穴

也可采取仰卧位施灸。

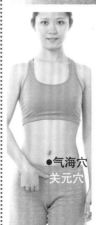

●气海穴
关元穴

　　关元穴在下腹部，正中线上，脐下 4 横指处。气海穴在脐下 2 横指处。艾灸关元穴可直接温通胞宫气血。艾灸气海穴可益气和血，温养冲任。

艾灸疗法

- 温和灸。
- 每次灸 15~20 分钟，也可用回旋灸或隔姜灸。
- 补肾固本。

老中医 提醒您

艾灸可温通经脉，祛寒暖身，尤其对于手脚冰凉的妇女，艾灸可以明显改善此类症状，艾灸还可调和阴阳，稳定更年期的不良情绪。艾灸可促进血液循环加快，因此月经量过多的女性经期不宜艾灸。

注重日常生活的调理

常吃富含铁、钙、维生素、纤维素的食物，如牛肉、羊肉、木耳、菠菜、牛奶等。多补充富含异黄酮的食物，如豆制品、洋葱、苹果等，可以帮助缓解雌性激素水平下降导致的一系列更年期综合征。

三阴交穴

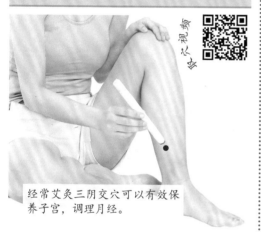

穴位视频

经常艾灸三阴交穴可以有效保养子宫，调理月经。

在小腿内侧，胫骨内侧缘后际，内踝尖向上 4 横指处即是。艾灸三阴交穴有健脾和胃，补益肝肾，调经止带的效果。

三阴交穴

艾灸疗法

- 温和灸。
- 每次灸 10~15 分钟，每日 1 次。
- 健脾益血。

足三里穴

穴位视频

每日 1 次，10 日为 1 疗程。

足三里穴在小腿外侧，外膝眼下 4 横指，胫骨旁开 1 横指处即是。艾灸足三里穴有益气活血，通经活络之效，可缓解心悸。

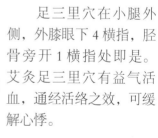

足三里穴

艾灸疗法

- 温和灸。
- 每次灸 15~20 分钟，每日 1 次。
- 祛风清热。

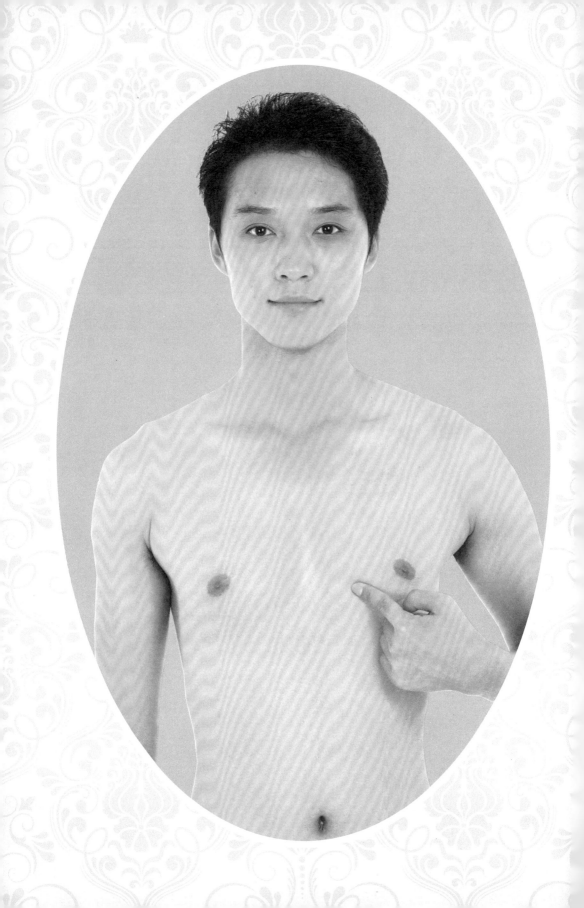

第五章

艾灸赶走虚和寒，男人常灸肾不虚

男性为阳刚之体，阳气不足，则命门火衰，督脉阻滞，疾病也就随之而来，严重时甚至危及生命。艾灸可补充体内阳气，使精气旺盛，气血充沛，从而达到治疗疾病的效果。

慢性前列腺炎

补肾填精，利湿泄浊

慢性前列腺炎是泌尿外科较常见的疾病，临床主要表现为尿频、尿急、尿痛、尿道灼热，或晨起、排尿后、大便时，尿道溢出白色的分泌物，以及伴有小腹部、会阴部坠胀或不适。

前列腺炎要注意什么

1. 多喝水。多喝水能够增加排尿频率，在排尿的时候，尿液能够带走一些细菌，帮助改善症状。

2. 不能憋尿。憋尿对身体不利，强行憋尿会导致尿液回流到膀胱和肾脏，容易导致泌尿系统疾病，进而使前列腺炎加重。

前列腺炎的病因

引起前列腺炎的原因较多，如长期过度饮酒，多食辛辣厚味导致内生湿热，湿热邪气阻滞下焦；或房事不洁，湿热内侵，气血瘀阻等。

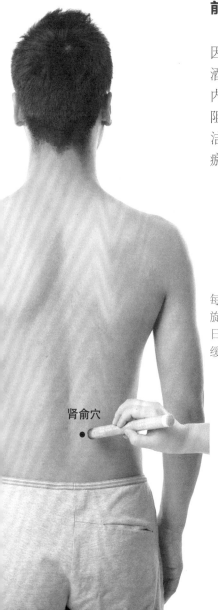

肾俞穴

每日 1~2 次，回旋灸肾俞穴，10日为 1 疗程，可缓解肾虚症状。

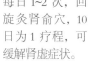

老中医 提醒您

艾灸能清热利湿，温肾化气，改善不适，有效化解湿热下注或肾虚、膀胱气化不利等。有的患者为了控制排尿而减少饮水，经常口干，造成人体水分不足，需及时补充水分，因为浓度高的尿液会对前列腺产生刺激，长期不良的刺激对前列腺有害。

荸荠饮

荸荠 150 克。荸荠洗净去蒂，带皮切碎捣烂，加温水调匀，滤渣取汁饮用。每日 2 次。此饮能清热利尿，辅助治疗前列腺炎和小便涩痛。

艾灸疗法

　　肾主水，司二便，取命门穴、肾俞穴，可补肾填精；取太溪穴有运化水湿，通利水道之功；取任脉中极穴，可通利水液。

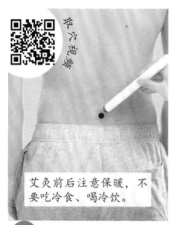

艾灸前后注意保暖，不要吃冷食、喝冷饮。

灸法 艾灸命门穴：用艾条温和灸 15~20 分钟，每日或隔日 1 次。艾灸命门穴有补肾壮阳的功效。

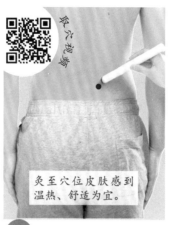

灸至穴位皮肤感到温热、舒适为宜。

灸法 艾灸肾俞穴：用艾条温和灸 15~20 分钟，每日或隔日 1 次。艾灸肾俞穴有温肾助阳，生精益髓的功效。

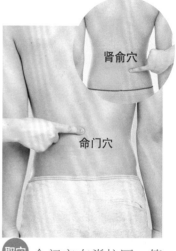

取穴 命门穴在脊柱区，第 2 腰椎棘突下凹陷中，后正中线上。肾俞穴在脊柱区，第 2 腰椎棘突下，后正中线旁开 2 横指处。

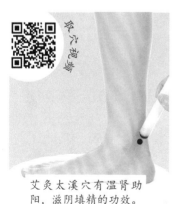

艾灸太溪穴有温肾助阳，滋阴填精的功效。

灸法 艾灸太溪穴：点燃艾条，温和灸 10~15 分钟，每日或隔日 1 次。

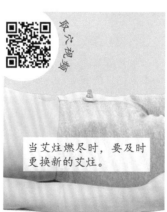

当艾炷燃尽时，要及时更换新的艾炷。

灸法 艾灸中极穴：隔姜灸 5~7 壮，每日或隔日 1 次。艾灸中极穴有补中益气，涩精止遗的功效。

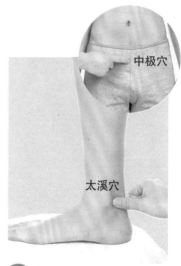

取穴 太溪穴在踝区，内踝尖与跟腱之间的凹陷中。中极穴在下腹部，脐中下 4 寸，前正中线上。

阳痿

补肾益气，疏调宗筋

阳痿是指在有性欲状态下，阴茎不能勃起进行正常性交；或阴茎虽能勃起，但不能维持足够的时间和硬度。尽管阳痿不是一种危及生命的疾病，但与患者的生活质量、家庭稳定密切相关，也是许多疾病的早期预警信号，因此要积极治疗。

阳痿的病因

在中医看来，造成阳痿的主要原因，一是肾阳衰微，二是湿热下注。根治的关键是激发和振奋机体元阳之气，祛除下焦湿热。艾灸主要适用于功能性阳痿，能够益气壮阳，强腰固肾，但是对器质性病变导致的阳痿疗效欠佳。

在艾灸前按摩肾俞穴 3~5 分钟，每天坚持，可培元固本。

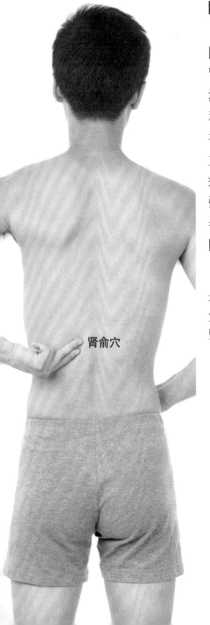

肾俞穴

阳痿要注意什么

1. 戒烟酒，注意饮食调理：多吃羊肉、羊肾等动物内脏，能增强精子活力。

2. 提高身体素质：身体虚弱，过度疲劳，睡眠不足，紧张持久的脑力劳动，都是阳痿发病因素，应当积极锻炼，增强体质，并且注意休息，防止过度劳累。

老中医提醒您

本病一般病史较长，与精神因素有关，亦且经常反复，因此需要持续艾灸。灸治期间，应避免同房，以便蓄精蓄锐治疗病症，否则令影响疗效。夫妻性生活时，男方紧张、激动，女方恐惧、羞涩，皆可能导致阳痿。

莲子桂圆饮

莲子、桂圆各 30 克。莲子、桂圆放入锅中，加适量清水，大火煮沸约 3 分钟，改小火煨约 30 分钟即可。主治惊恐伤肾型阳痿，伴失眠易惊、心悸。

艾灸疗法

关元穴为任脉和足三阴经交会穴，可调补肝脾肾，温下元之气；肾俞穴可补益远期，培肾固本；太溪穴为肾之原穴，可滋阴补肾；曲泉穴为肝经合穴，可疏调宗筋。

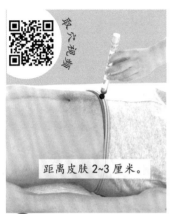

距离皮肤2~3厘米。

灸法 艾灸关元穴：用艾条温和灸关元穴15~20分钟，以穴位皮肤感到温热、舒适为宜，有补中益气，温肾壮阳的功效，可缓解疝气、阳痿、遗精等症状。

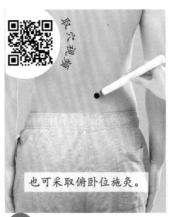

也可采取俯卧位施灸。

灸法 艾灸肾俞穴：用艾条温和灸15~20分钟，以穴位皮肤感到温热、舒适为宜，有温肾助阳，生精益髓的功效，可缓解阳痿。

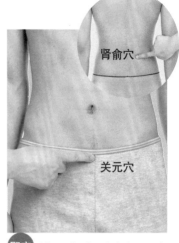

肾俞穴

关元穴

取穴 关元穴在下腹部，脐中下3寸，前正中线上。肾俞穴在脊柱区，第2腰椎棘突下，后正中线旁开1.5寸。

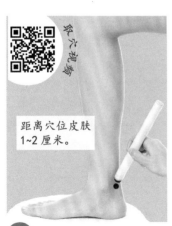

距离穴位皮肤1~2厘米。

灸法 艾灸太溪穴：点燃艾条，温和灸10~15分钟，以穴位皮肤感到温热为宜，每日1次。太溪穴为肾经原穴，既可以滋肾阴，又可以补肾阳。

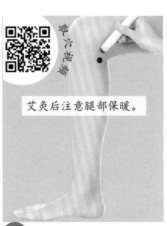

艾灸后注意腿部保暖。

灸法 艾灸曲泉穴：用艾条温和灸15~20分钟，每日1次。曲泉穴有补肾益气，强壮宗筋，利尿通淋的功用，可用于阳痿、早泄、小便不利等泌尿生殖系统疾病。

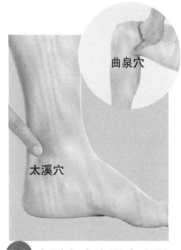

曲泉穴

太溪穴

取穴 太溪穴在内踝尖和跟腱之间凹陷处。曲泉穴在膝部，腘横纹内侧端，半腱肌肌腱内缘凹陷中。

早泄

固摄精关，调补肝肾

早泄是指性交过程中过早射精的现象，早泄的发生有心理和生理两部分原因。

早泄要注意什么

食疗的调理相当重要，早泄患者应该多吃一些含性激素丰富的食物，如羊肉、牛羊肾、核桃等，性激素能够增强精子的活力。此外，含锌食物如牛肉、鸡肝、蛋黄、花生米、猪肉、鸡肉等，都有助于缓解早泄症状。

早泄的病因

中医认为，该病主要在于肾固摄失职，不能制于精，或阴虚相火妄动，内扰于精室。针对穴位进行艾灸，可滋养肾气，更好地调节生殖系统。

老中医 提醒您

患者心理压力较大，可能会导致久治不愈，甚至影响勃起功能。要消除患者焦虑不安等异常心理。灸火的温和热力及药物作用，可以温通经脉，调和气血，有助改善病情。

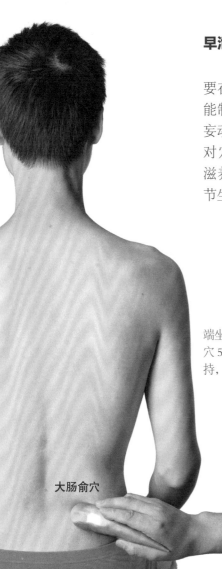

端坐，刮痧大肠俞穴 5 分钟，每天坚持，可固摄精关。

大肠俞穴

黄芪枸杞炖乳鸽

黄芪、枸杞子各 10 克，乳鸽 1 只。乳鸽宰杀后去毛及内脏，洗净，与黄芪、枸杞子同放炖盅内，加适量水隔水炖熟食用，能益气健脾，养阴补肾。

艾灸疗法

关元穴为足三阴经与任脉交会穴，系于精室；大赫穴、肾俞穴、志室穴，对改善性功能有一定作用。

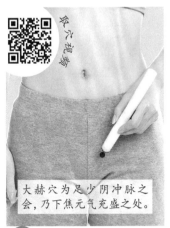

大赫穴为足少阴冲脉之会，乃下焦元气充盛之处。

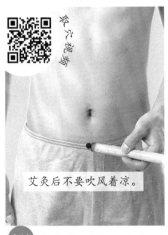

艾灸后不要吹风着凉。

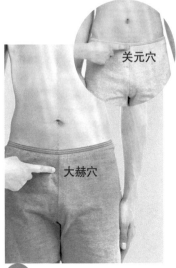

关元穴

大赫穴

灸法 艾灸大赫穴：用艾条温和灸 15~20 分钟，以穴位皮肤感到温热、舒适为宜。有调补肝肾，温经散寒的功效，可缓解遗精、早泄等症状。

灸法 艾灸关元穴：温和灸关元穴，每次灸 15~20 分钟，每日 1 次。关元穴有培肾固本，回阳固脱的作用，对于早泄疗效颇佳。

取穴 大赫穴在下腹部，脐中下 4 寸，前正中线旁开 0.5 寸处。关元穴在下腹部，脐中下 3 寸，前正中线上。

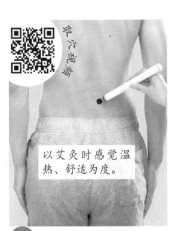

以艾灸时感觉温热、舒适为度。

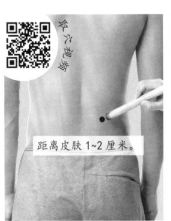

距离皮肤 1~2 厘米。

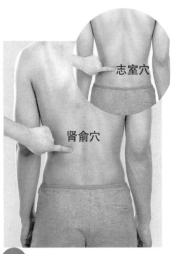

志室穴

肾俞穴

灸法 艾灸肾俞穴：用艾条温和灸 15~20 分钟，每日或隔日 1 次。肾俞穴为肾经经气输注于背腰部之处，有补肾填精，强壮元阳的功效。

灸法 艾灸志室穴：用艾条温和灸 15~20 分钟，每日 1 次。主治各类肾疾，肾主藏精，因此艾灸志室穴可以补益肾气，固摄精关。

取穴 肾俞穴在脊柱区，第 2 腰椎棘突下，后正中线旁开 1.5 寸。志室穴位于第 2 腰椎棘突下，旁开 4 横指处。

不育症

补肾生精

　　男性不育症是指夫妇婚后 2 年，有生育愿望，未采取避孕措施，而女方身体健康，因男性原因而引起不育的一种疾病。中医认为肾藏精，主生殖发育。肾精充盛，则人体生长发育健壮，性功能及生殖功能正常。肝主藏血，肝血充养则生殖器官得以滋养，可妊娠生育；脾主运化，水谷精微得以布散，使精液充足。故肝、肾、脾脏出现功能失调均会影响生殖功能，出现精少、精弱、精寒而难生育。

命门穴	关元穴

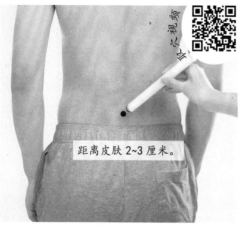

距离皮肤 2~3 厘米。

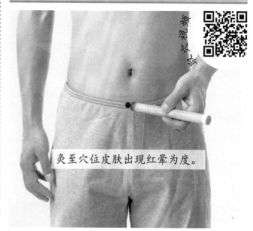

灸至穴位皮肤出现红晕为度。

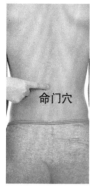

命门穴

　　命门穴位于第 2 腰椎棘突下凹陷中，后正中线上。艾灸命门穴可以补益元气，培肾固本。

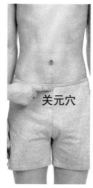

关元穴

　　关元穴在下腹部，脐中下 3 寸，前正中线上。艾灸关元穴有补中益气，温肾壮阳的功效，可缓解疝气、阳痿、遗精等症状。

艾灸疗法

- 温和灸。
- 每次灸 15~20 分钟，每日 1 次，也可用隔姜灸。
- 补中益气。

艾灸疗法

- 温和灸。
- 每次灸 15~20 分钟，每日 1 次，也可用隔姜灸。
- 益肾气，补肾生精。

老中医 提醒您

艾灸能祛水湿，补肾阳、脾阳，升肝脾，通血瘀，持之以恒，症状就可改善。预防男性不育症要从日常生活着手，勤换内裤，保持干净。

注重饮食的调理

增加营养，适当多吃一些肝、脑、肠、肚等动物内脏，有利于性激素的合成。胆固醇是合成性激素的重要原料，养分中的胆固醇、精氨酸和锌与生育的关系较密切。

三阴交穴

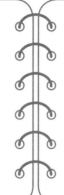

距离皮肤 1~2 厘米。

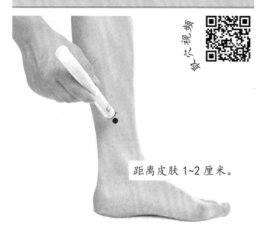

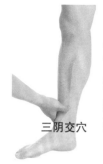

三阴交穴

三阴交穴在内踝尖上 3 寸，即 4 横指，胫骨内侧缘后际处。三阴交穴能补肾填精，养血柔肝，可用于男子不育、遗精、阳痿等症。

艾灸疗法

- 温和灸。
- 每次灸 10~15 分钟，每日 1 次。
- 益肾固精。

肾俞穴

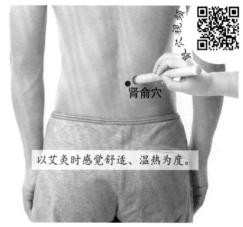

肾俞穴

以艾灸时感觉舒适、温热为度。

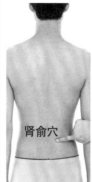

肾俞穴

肾俞穴在脊柱区，第 2 腰椎棘突下，后正中线旁开 1.5 寸。艾灸肾俞穴有温肾助阳，生精益髓的功效，可缓解阳痿等症状。

艾灸疗法

- 温和灸。
- 每次灸 15~20 分钟，每日 1 次。
- 补益肝肾。

小便不通

调理膀胱，行气利水

小便不通，又称尿潴留。现代医学认为，尿液不能通畅地排出称为排尿困难，继而膀胱内潴留大量尿液，称之为尿潴留。对于中老年男性而言，本病常见于前列腺增生者。主要症状有小便不通或点滴而下，小腹发胀，排尿无力，神气怯弱，腰膝酸软，夜间小便频数、尿不尽。治疗以温阳益气，调理膀胱，行气利尿为主。

膀胱俞穴

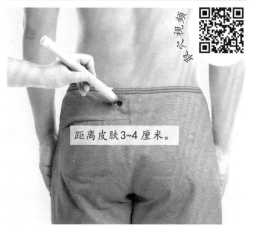

距离皮肤3~4厘米。

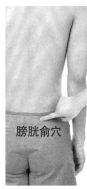

膀胱俞穴

膀胱俞穴在骶部，第2骶椎棘突下，旁开2横指，约平第2骶后孔。膀胱俞穴为膀胱的背俞穴，与中极穴相配可以调理膀胱气化，通利小便。

艾灸疗法

- 温和灸。
- 每次灸15~20分钟，或用灸盒温灸30分钟。
- 温肾助阳。

曲泉穴

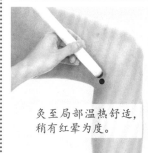

灸至局部温热舒适，稍有红晕为度。

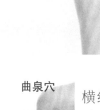

曲泉穴

曲泉穴在膝部，腘横纹内侧端，半腱肌肌腱内缘凹陷中。曲泉穴有补肾益气，强壮宗筋，利尿通淋的功用，可以用于阳痿、早泄、小便不利等泌尿生殖系统疾病。

艾灸疗法

- 温和灸。
- 每次灸15~20分钟，每日1次。
- 温阳益气。

老中医 提醒您

导致小便不通的原因甚多，其灸治效果也有差异，反射性尿潴留效果较佳，梗阻性尿潴留效果较差，比如结石、尿道梗阻等原因。

注重日常生活的调理

锻炼身体，增强抵抗力，保持心情舒畅，切忌忧思恼怒；消除诸如忍尿、压迫会阴部、外阴不洁、过食肥甘辛辣、过量饮酒、贪凉、纵欲过劳等外邪入侵和湿热内生的有关因素。

| 中极穴 | 三焦俞穴 |

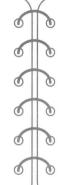

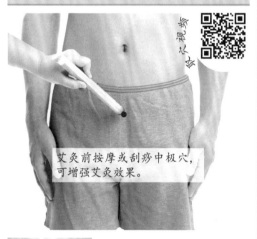

艾灸前按摩或刮痧中极穴，可增强艾灸效果。

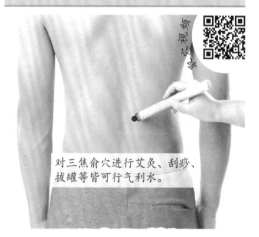

对三焦俞穴进行艾灸、刮痧、拔罐等皆可行气利水。

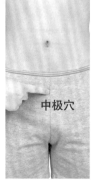

中极穴

中极穴为任脉穴，在下腹部，脐中下4寸，前正中线上。艾灸中极穴有补中益气，涩精止遗的功效，主治生殖系统疾病、泌尿系统疾病。

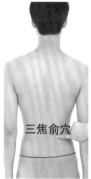

三焦俞穴

三焦俞穴在脊柱区，第1腰椎棘突下，后正中线旁开1.5寸。艾灸三焦俞穴有温中健脾，补益肝肾的功效，可缓解水肿、小便不利、遗尿等症状。

艾灸疗法

- 温和灸。
- 每次灸15~20分钟，或用艾灸盒温灸30分钟。
- 利尿通淋。

艾灸疗法

- 温和灸。
- 每次灸15~20分钟，每日1次。
- 通调水道。

尿频

益气补肾，温阳固涩

饮水过多、精神紧张等原因都会导致尿频，尿频的发生多因湿热之邪蕴结下焦，或先天肾气不足，或后天失调，脾气虚弱而致。湿热下注，膀胱气化失常，约束无能，小便常常淋漓不止。脾肾气虚，中气下陷，下元不固，气不化水，则小便频数或淋漓不畅。

关元俞穴

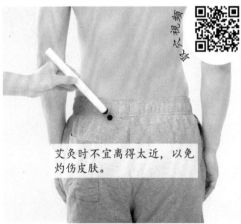

艾灸时不宜离得太近，以免灼伤皮肤。

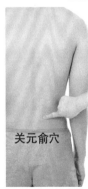

关元俞穴

关元俞穴在脊柱区，第 5 腰椎棘突下，后正中线旁开 1.5 寸。归属足太阳膀胱经，艾灸关元俞穴可除湿散寒，息风止痛，缓解腰痛、尿频等症状。

艾灸疗法

- 温和灸。
- 每次灸 15~20 分钟，每日 1 次，10 日为 1 疗程。
- 理下焦、化积滞。

关元穴

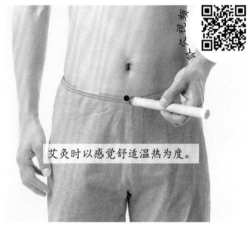

艾灸时以感觉舒适温热为度。

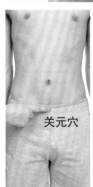

关元穴

关元穴在下腹部，脐中下 3 寸，前正中线上。归属任脉，为小肠募穴。艾灸关元穴可补中益气，温肾壮阳，缓解疝气、尿频、阳痿、遗精等症，并有强壮体魄的作用。

艾灸疗法

- 温和灸。
- 每次灸 15~20 分钟，每日 1 次，10 日为 1 疗程。
- 温阳固涩。

老中医 提醒您

艾灸能补益肾气，提升中气，增强膀胱固摄功能。很多患者由于害怕尿液不能自主排出，沾湿床褥或衣裤，往往精神负担重而憋尿。长此以往会诱发精神性遗尿，听到水声或看到厕所，尿液便迫不及待地排出，因此要放松心情，积极调理。

注重日常生活的调理

尿频多为虚证，需要饮食调养，多吃富含植物有机活性碱的食物，少吃肉类，多吃蔬菜。多食山药有涩精止尿的功效。莲子也具有补中益气，养心益肾等功效。避免食用生冷辛辣刺激之物，戒烟戒酒。

气海穴、神阙穴

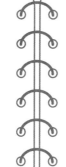

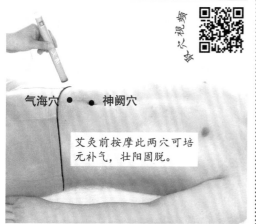

气海穴 ● ● 神阙穴

艾灸前按摩此两穴可培元补气，壮阳固脱。

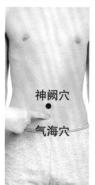

神阙穴
气海穴

气海穴在下腹部，脐中下 1.5 寸，前正中线上。艾灸气海穴有补中益气，涩精止遗的功效，可缓解遗精、尿频等症状。神阙穴位于脐窝正中，又名脐中，属任脉，可培元固本，温阳固涩。

艾灸疗法

- 温和灸。
- 每次灸 15~20 分钟，每日 1 次，10 日为 1 疗程。
- 益肾固精。

肾俞穴

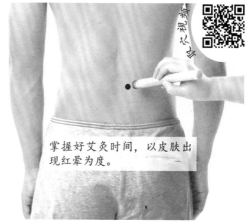

掌握好艾灸时间，以皮肤出现红晕为度。

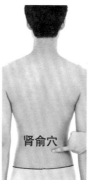

肾俞穴

肾俞穴在脊柱区，第 2 腰椎棘突下，后正中线旁开 1.5 寸。经属足太阳膀胱经，肾脏的寒湿水气由此外输膀胱经。艾灸肾俞穴可温肾助阳，生精益髓。

艾灸疗法

- 温和灸。
- 每次灸 15~20 分钟，每日 1 次，10 日为 1 疗程。
- 除寒强身。

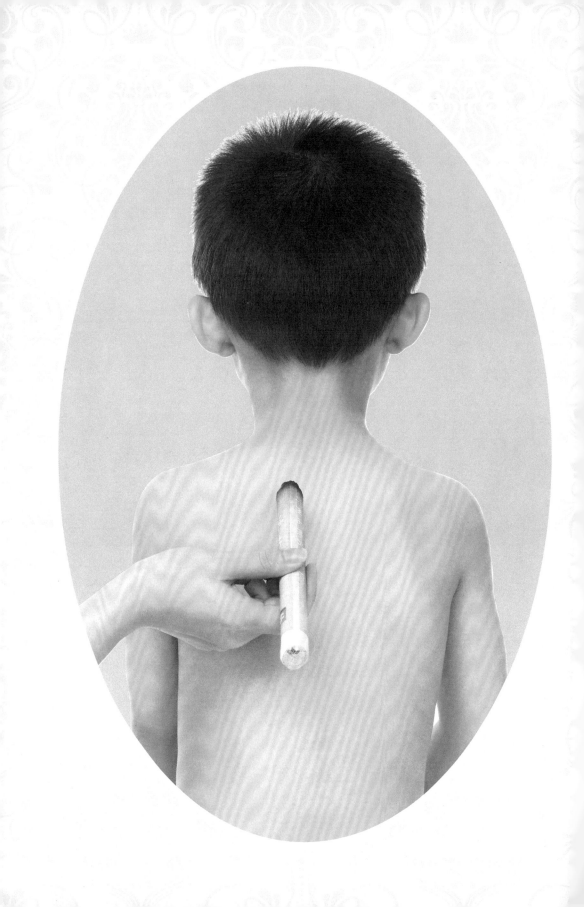

第六章

艾灸绿色安全，小儿常灸身体壮

小儿的体质一般较弱，易受各种病邪的侵袭，且繁重的作业、不合理的饮食习惯等都会使孩子的免疫力下降。身为父母，都希望自己的孩子能有一个强壮、健康的身体。那么，学习给孩子艾灸吧，绿色安全的艾灸疗法，可以提高孩子免疫力，身体健康少生病。

小儿感冒

疏风解表

孩子经常感冒，根源在肺和脾。小儿肺脏娇嫩，脾常不足，神气怯弱，易受寒气或热气侵袭。若小儿正气不足，并遇气候变化、寒温交替、调护失宜等诱因，六淫之邪均可乘虚而入，发为感冒。

风门穴	风池穴

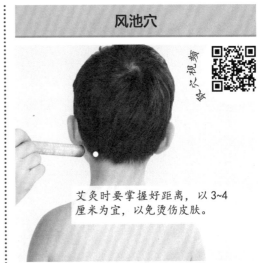

以表面皮肤潮热为宜。

艾灸时要掌握好距离，以3~4厘米为宜，以免烫伤皮肤。

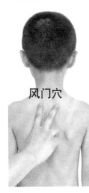

风门穴

在背部，当第2胸椎棘突下（平对肩胛骨上角），旁开约2横指。风门穴为风邪侵袭人体之门户，主治各类由风邪所导致的疾病，穴位又位于肺脏附近，故对于感冒、咳嗽、哮喘等外风侵袭，肺失宣降的疾病疗效尤佳。

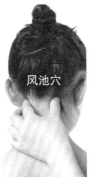

风池穴

风池穴在颈后区，后头骨下两条大筋外缘陷窝中，与耳垂齐平处即是。经属足少阳胆经，艾灸风池穴可祛风散寒，主治伤寒、头昏、外感发热等症状。

艾灸疗法

■ 温和灸。

■ 每次灸2~5分钟，每日1次。

■ 祛风通窍。

艾灸疗法

■ 温和灸。

■ 每次灸2~5分钟，每日1次。

■ 祛风散寒。

老中医 提醒您

艾灸能宣肺解表，改善感冒症状。艾灸后发热可能是保暖措施没有做好再次受凉导致，要注意保暖，出汗后及时擦干。

注重日常生活的调理

1. 经常进行户外活动，呼吸新鲜空气，多晒太阳，加强锻炼。
2. 随气候变化及时增减衣服。
3. 避免与感冒患者接触，感冒流行期间少去公共场所。
4. 居室保持空气流通、新鲜。
5. 饮食宜清淡，忌食辛辣食物。

大椎穴

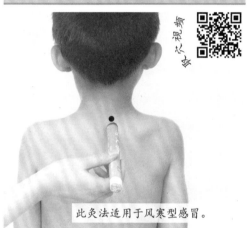

此灸法适用于风寒型感冒。

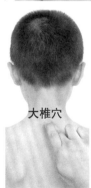

大椎穴

取穴位时正坐低头，位于颈部下端，第7颈椎棘突下凹陷处。大椎穴为督脉、手足三阳经的交会穴，总督一身之阳气，有解表退热，驱邪却病之功，可用于感冒、咳嗽、发热等疾病。

艾灸疗法

- 温和灸。
- 每次灸2~5分钟，每日1次。
- 解表祛邪。

肺俞穴

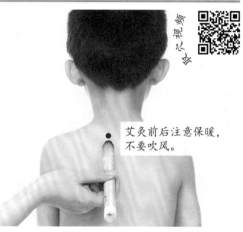

艾灸前后注意保暖，不要吹风。

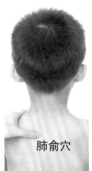

肺俞穴

肺俞穴在脊柱区，第3胸椎棘突下，后正中线旁开1.5寸。艾灸肺俞穴可解表宣肺，清热理气，主治感冒、咳嗽、胸满喘逆等症状。

艾灸疗法

- 温和灸。
- 每次灸2~5分钟，每日1次。
- 补益肺气。

小儿咳嗽

宣肃肺气，止咳化痰

　　咳嗽是小儿常见的肺系疾病，由于小儿肺常不足，卫外不固，很容易感受外邪引起发病。咳嗽分为感受外邪的外感咳嗽和脏腑功能失常引起的内伤咳嗽，以外感咳嗽为多见。咳嗽是一种防御性反射运动，可以阻止异物吸入，清除气管分泌物，避免呼吸道感染的发生，因此不能盲目止咳，要分析原因，治病求本。

天突穴

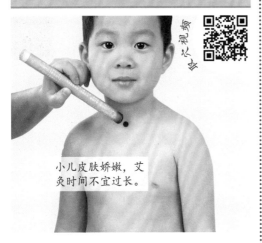

小儿皮肤娇嫩，艾灸时间不宜过长。

　　在颈前区，由喉结直下可摸到一凹窝，中央处即是。艾灸天突穴可止咳平喘，清热利咽，主治哮喘、咳嗽、呕吐等症状。

天突穴

艾灸疗法

- 温和灸。
- 每次灸 2~5 分钟，每日 1 次。
- 止咳平喘。

中府穴

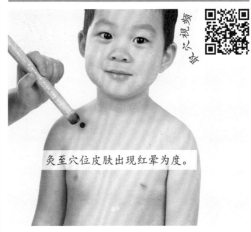

灸至穴位皮肤出现红晕为度。

　　在胸部，锁骨外侧端下方有一凹陷，再向下 1 横指处即是。艾灸中府穴可止咳平喘，清泻肺热，通经活络，主治哮喘、胸痛、咳嗽、气喘。

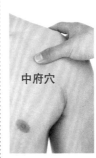

中府穴

艾灸疗法

- 温和灸。
- 每次灸 2~5 分钟，每日 1 次。
- 止咳镇痛。

老中医 提醒您

艾灸可驱散寒邪，助肺恢复宣发肃降之功，从而达到止咳的功效。

若艾灸时咳嗽加重，可选用无烟艾条，也可让孩子平躺或俯卧时艾灸。

注重日常生活的调理

1. 平时多做户外活动，加强体育锻炼，增强小儿抗病能力。

2. 保持室内空气新鲜、流通，养病期间以休息为主。

3. 饮食宜清淡、易消化，忌辛辣刺激、过甜过咸。

4. 经常轻拍背部，有助于排出痰液。

肺俞穴

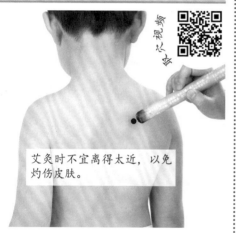

艾灸时不宜离得太近，以免灼伤皮肤。

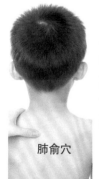

肺俞穴

肺俞穴在脊柱区，第 3 胸椎棘突下，后正中线旁开 1.5 寸。艾灸肺俞穴可解表宣肺，清热理气，主治感冒、咳嗽、胸满喘逆等症状。

艾灸疗法

- 温和灸。
- 每次灸 2~5 分钟，每日 1 次。
- 补益肺气。

膻中穴

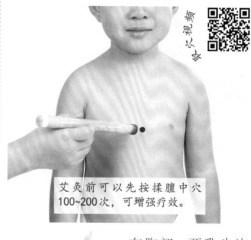

艾灸前可以先按揉膻中穴 100~200 次，可增强疗效。

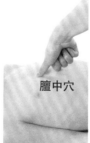

膻中穴

在胸部，两乳头连线中点，前正中线上。艾灸膻中穴可止咳平喘，安心定悸，缓解胸胁痛、咳嗽、气短等。

艾灸疗法

- 温和灸。
- 每次灸 2~5 分钟，每日 1 次。
- 宽胸理气。

小儿哮喘

补肺益肾，止哮平喘

　　哮喘是一种反复发作的小儿常见病，常在清晨或夜间发作或加重，有明显的季节性。大多数患儿经治疗可缓解，在正确的治疗和调护下，随着年龄的增长，大多可以治愈。但如果治疗不及时，会反复咳喘，迁延不愈，可影响成年。

小儿哮喘的病因

　　小儿哮喘的发病，内因责之于肺、脾、肾发育不足，功能失常，痰饮内伏，以及先天禀赋遗传因素；寒冷季节或气候骤变、接触异物、饮食不慎等，均是哮喘的诱发因素。

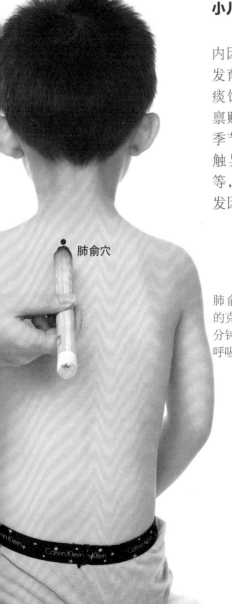

● 肺俞穴

肺俞穴乃哮喘病的克星，温和灸5分钟左右，可调节呼吸。

小儿哮喘要注意什么

患哮喘的孩子最好不要吃刺激性的食物；避免吃含添加剂、调味品太多的食品；少吃过甜、过咸、过冷及肥腻的食物。饮食宜清淡、易消化，荤素搭配均衡，多吃水果蔬菜。

老中医 提醒您

艾灸治疗对抑制哮喘发作有较好的疗效，能够增强孩子的抗病能力，宣通肺气，解表散邪。如咳嗽加重、流泪，可选用质量较优的清艾条或无烟艾条。平时尽量避免食用容易引起过敏反应的食物，如桃子、芋头、芒果等。治疗时应遵医嘱，合理用药，辅以艾灸。

枇杷银耳汤

枇杷150克，银耳10克，白糖适量。银耳泡发，撕成小朵；枇杷洗净，去皮、核，切小块。锅中加适量水，放入银耳，煮熟后加入枇杷和白糖，再煮5分钟即可。

艾灸疗法

　　小儿哮喘多数是受外界过敏原刺激，内又感染炎症，从而导致支气管痉挛。在缓解期可配合艾灸疗法提高孩子的免疫力，在高发季节前亦可做预防性治疗，取肺俞穴、膻中穴、肾俞穴、列缺穴，用艾条温和灸 2~5 分钟，每日 1 次，可达到补益肺肾，止哮平喘之功。

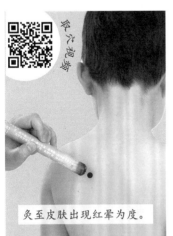

取穴视频

灸至皮肤出现红晕为度。

灸法 艾灸肺俞穴：用艾条温和灸 2~5 分钟，以穴位皮肤感到温热、舒适为宜。艾灸肺俞穴可解表宣肺，清热理气。

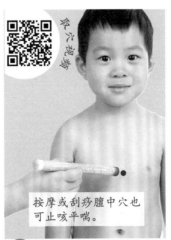

取穴视频

按摩或刮痧膻中穴也可止咳平喘。

灸法 艾灸膻中穴：用艾条温和灸 2~5 分钟，以穴位皮肤感到温热、舒适为宜。艾灸膻中穴可止咳平喘，安心定悸。

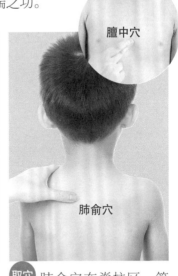

膻中穴

肺俞穴

取穴 肺俞穴在脊柱区，第3 胸椎棘突下，后正中线旁开 1.5 寸。膻中穴在胸部，两乳头连线中点，前正中线上。

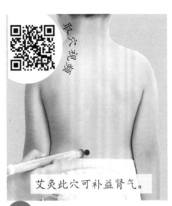

取穴视频

艾灸此穴可补益肾气。

灸法 艾灸肾俞穴：肾俞穴是肾的背俞穴，有良好的补益肾气，纳气平喘的作用。点燃艾灸，温和灸肾俞穴 2~5 分钟。

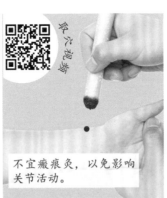

取穴视频

不宜瘢痕灸，以免影响关节活动。

灸法 艾灸列缺穴：用艾条温和灸 2~5 分钟，以穴位皮肤感到温热、舒适为宜。艾灸列缺穴可止咳平喘，通经活络。

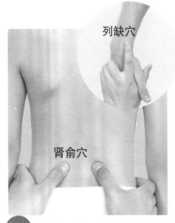

列缺穴

肾俞穴

取穴 肾俞穴位于第 2 腰椎棘突下，旁开 1.5 寸。列缺穴在前臂，两手虎口相交，一手食指压在另一手桡骨茎突上，指尖到达处即是。

小儿疳积

健脾益胃，化滞消疳

孩子患上疳积大多是由营养失衡造成的。若孩子总吃一些高营养食物，这些肥甘厚味吃多了，会加重孩子脾胃负担，伤害脾胃之气，耗伤气血津液，滞积中焦，所以孩子会出现形体消瘦、面色无华、毛发干枯、精神萎靡、易烦躁、饮食异常、大便不调等特征。如果疳积时间过长，还会使孩子气血两亏，身体变得越来越虚弱。中医认为小儿疳积与脾胃虚弱有关，可以从健脾和胃来调理。

足三里穴

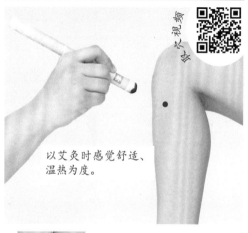

以艾灸时感觉舒适、温热为度。

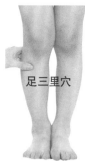

足三里穴

足三里穴在外膝眼下4横指，胫骨前缘旁开1横指处。艾灸足三里穴可生发胃气，燥化脾湿，扶正培元，主治胃肠疾病，有强壮作用。

艾灸疗法

- 温和灸。
- 每次灸 2~5 分钟，每日 1 次。
- 健脾和胃。

脾俞穴

艾灸后要注意保暖防寒，不要吃生冷食物。

脾俞穴

脾俞穴在脊柱区，第 11 胸椎棘突下，后正中线旁开 1.5 寸。艾灸脾俞穴可疏肝利胆，清热化湿，主治腹胀、腹泻、呕吐等脾胃疾病。

艾灸疗法

- 温和灸。
- 每次灸 2~5 分钟，每日 1 次。
- 温补脾气。

老中医提醒您

艾灸能健脾和胃，促进胃肠蠕动，吸收更多水谷精华，从而更好地化生气血，分津布液，濡养脏腑肌肤。此外，合理补充营养，纠正不良饮食习惯，对本病治疗也至关重要。

注重日常生活的调理

要养成良好的饮食习惯，饮食保质、定量、定时；加强营养，多食鱼、肉、鸡、蛋等高蛋白食物；多食健脾助消化的食物，如山楂、麦芽等；多食益气养胃的食物，如牛肉、鸭肉、山药、红枣等，可炖汤，煮粥食用。

大肠俞穴	胃俞穴	中脘穴

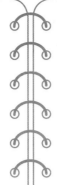

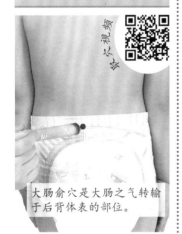

大肠俞穴是大肠之气转输于后背体表的部位。

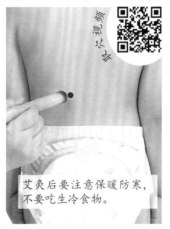

艾灸后要注意保暖防寒，不要吃生冷食物。

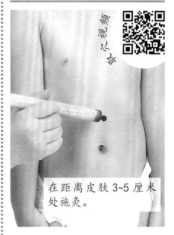

在距离皮肤3~5厘米处施灸。

大肠俞穴在脊柱区，第4腰椎棘突下，后正中线旁开1.5寸。艾灸大肠俞穴可理气降逆，调和肠胃，主治腹胀、疳积、便秘、小儿消化不良等胃肠疾病。

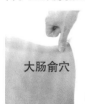

胃俞穴在脊柱区，第12胸椎棘突下，后正中线旁开1.5寸。艾灸胃俞穴可和胃健脾，补益肝肾，主治胃脘痛、胃肠炎、小儿疳积等病症。

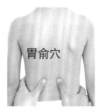

中脘穴在上腹部，肚脐上4寸，前正中线上。艾灸中脘穴可缓解便秘、小儿消化不良等胃肠疾病。

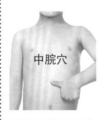

艾灸疗法

- 温和灸。
- 每次灸2~5分钟，每日1次。
- 加强胃肠蠕动。

艾灸疗法

- 温和灸。
- 每次灸2~5分钟，每日1次。
- 理中降逆。

艾灸疗法

- 温和灸。
- 每次灸2~5分钟，每日1次。
- 健运脾胃。

小儿便秘

调理肠胃，行滞通便

小儿便秘指小儿排便次数明显减少，大便干燥、坚硬，秘结不通，排便时间间隔较久，2天以上，无规律，或虽有便意但排不出大便。艾灸可以调理肠胃，行滞通便。

小儿便秘要注意什么

便秘的孩子平时可以多进食瓜类水果，如西瓜、香瓜、哈密瓜等。平时要多喝水，多吃新鲜蔬菜，不能挑食偏食。尽量少吃高热量的肉类和甜品。此外，运动也可增加肠蠕动，促进排便。

小儿便秘的病因

引起小儿便秘的原因很多，如食物摄入量不足、饮食结构不合理、胃肠蠕动功能偏弱、排便动力不足等，都会引起小儿便秘。中医认为小儿脾常不足，且乳食不知自节，因此易损伤脾胃，或小儿易感温热时邪，肠道伤津耗液，失于濡润，或疾病、药物影响等，导致肠道失润，传导无力，发生便秘。

身柱穴

每天用大拇指点按身柱穴3分钟，每日1次，有助于增强孩子抵抗力。

老中医 提醒您

艾灸推动肠蠕动，促使排便。出现肠鸣音是肠胃蠕动增强的信号，所以不必担心，可以继续艾灸。如果艾灸后排便依然不畅，可以适量食用一些新鲜的水果和蔬菜。

香蕉酸奶昔

香蕉1根，原味酸奶2杯。香蕉去皮，切成小块，与酸奶一起放入料理杯中，打碎搅匀即可。香蕉肉质软糯，含有的食物纤维可刺激大肠的蠕动，促进排便。

艾灸疗法

　　小儿便秘病在大肠，或气滞热结，或津虚肠燥，故可取大肠俞穴、天枢穴，行气导滞，清肠排便；取大横穴、上巨虚穴，健脾益气，生津润肠；取支沟穴，通利三焦，推动水气下行。

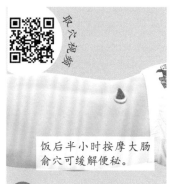

饭后半小时按摩大肠俞穴可缓解便秘。

灸法 艾灸大肠俞穴：隔姜灸3~5壮，每日1次。艾灸大肠俞穴可除湿散寒，息风止痛，主治泄泻、便秘。

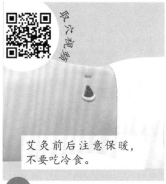

艾灸前后注意保暖，不要吃冷食。

灸法 艾灸天枢穴：隔姜灸3~5壮，每日1次。艾灸天枢穴可调中和胃，理气健脾，主治小儿便秘等。

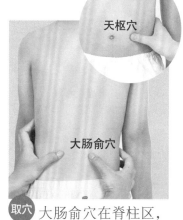

天枢穴

大肠俞穴

取穴 大肠俞穴在脊柱区，第4腰椎棘突下，后正中线旁开1.5寸。天枢穴在腹部，肚脐旁开3横指，按压有酸胀感处即是。

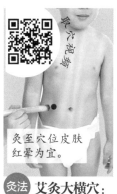

灸至穴位皮肤红晕为宜。

灸法 艾灸大横穴：用艾条温和灸2~5分钟，每日1次。艾灸大横穴可行气，和胃止痛，主治泄泻、便秘、腹痛。

灸法 艾灸支沟穴：用艾条温和灸2~5分钟，每日1次。艾灸支沟穴有疏肝理气的作用。

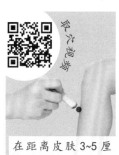

在距离皮肤3~5厘米处施灸。

灸法 艾灸上巨虚穴：用艾条温和灸2~5分钟，每日1次。上巨虚穴是大肠的下合穴，可以治疗与大肠相关的疾患，如肠鸣、腹痛、腹泻、便秘等胃肠疾患。

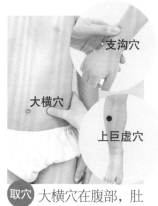

支沟穴

大横穴

上巨虚穴

取穴 大横穴在腹部，肚脐旁开4寸。支沟穴在掌腕背横纹中点直上4横指，前臂两骨之间的凹陷处。上巨虚穴在小腿前外侧，外膝眼下6寸，取穴时在足三里下4横指凹陷中。

小儿腹泻

运脾化湿，调肠止泻

　　小儿腹泻发生频率比较高，一般症状为大便次数增多，大便质地犹如水样或蛋花汤样，并伴有呕吐、腹痛、发热、食欲减退等症状。严重的小儿腹泻还会导致身体脱水、酸中毒、电解质紊乱等异常。夏秋两季发病率较高。

小儿腹泻要注意什么

在孩子腹泻期间，体质是比较虚弱的，这段时间一定要减少肠胃的负担，在饮食方面尽量以清淡为主，多吃一些流食和半流食等容易消化的食物，避免吃太咸、太辣的食物，限制水果和冷饮的摄入。平时一定要做好个人的防护，避免滋生细菌。

小儿腹泻的病因

　　小儿脾胃虚弱，中医认为如果外感风寒，腹部着凉，饮食生冷、不洁或者饥饱无度等，都可能引起小儿腹泻。所以治疗的根本就是调理胃肠气机。运用温和灸疗法，易被小儿接受，父母在家中即可自行为患儿治疗。

中脘穴位于胃部中央，可以治疗胃部疾患，刺激中脘穴可以健脾和胃，通腑降气。

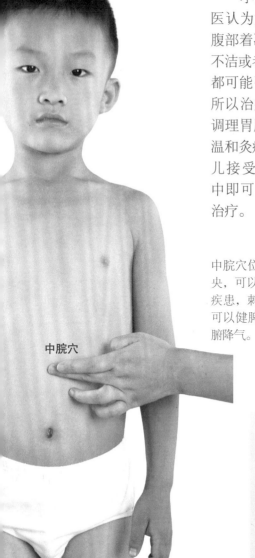

中脘穴

老中医提醒您

艾灸法治疗小儿腹泻效果较好，如能及时施灸治疗，一般灸治1～3次即可痊愈。治疗期间，应控制饮食，宜少食多餐，并注意气候变化，尤其是冬天，要注意保暖。治疗期间小儿可穿艾绒肚兜保护腹部。

荠菜水

荠菜30克。将荠菜洗净切段，加水200毫升，用小火煎至50毫升，分次服用。荠菜性味甘平，具有健脾利水的功效，对治疗痢疾、肠炎有一定疗效。

艾灸疗法

小儿肠胃功能原本就较弱，无论是外邪侵袭或内部失调，都可引发腹泻。其病虽然在脾、胃、肠等脏腑，但当以止泻为急，可取足三里穴、下脘穴、中脘穴、大肠俞穴等，以温中止泻，调整气机。

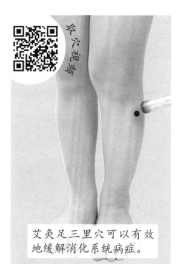

艾灸足三里穴可以有效地缓解消化系统病症。

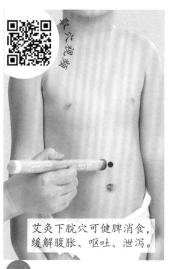

艾灸下脘穴可健脾消食，缓解腹胀、呕吐、泄泻。

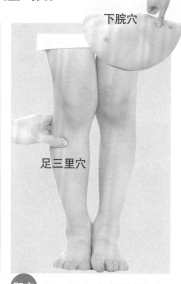

灸法 **艾灸足三里穴**：用艾条温和灸2~5分钟，以穴位皮肤感到温热、舒适为宜。

灸法 **艾灸下脘穴**：用艾条温和灸2~5分钟，以穴位皮肤感到温热、舒适为宜。

取穴 足三里穴在外膝眼下4横指，胫骨前缘旁开1横指处。下脘穴在肚脐中央向上3横指处。

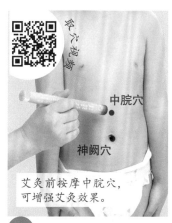

艾灸前按摩中脘穴，可增强艾灸效果。

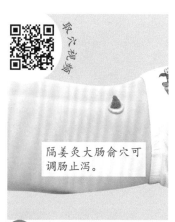

隔姜灸大肠俞穴可调肠止泻。

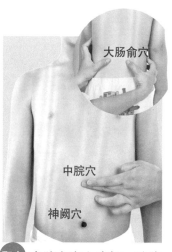

灸法 **艾灸中脘穴、神阙穴**：用艾条分别温和灸两穴各2~5分钟，以穴位皮肤感到温热、舒适为宜，也可用艾盒灸或隔姜灸。

灸法 **艾灸大肠俞穴**：取俯卧位，隔姜灸2~5分钟，以穴位皮肤感到温热、舒适为宜。

取穴 中脘穴在上腹部，肚脐上4寸，前正中线上。神阙穴即肚脐。大肠俞穴在脊柱区，第4腰椎棘突下，后正中线旁开1.5寸。

小儿多动症

调和阴阳，安神定志

小儿多动症表现为小动作不断、坐不住、不能集中注意力、容易被外界因素干扰、情绪上缺乏控制力、容易激动，原因在于先天禀赋不足、后天失于护养、家庭环境影响等。病位主要在心、肝、脾、肾，脏腑阴阳失调，阴失内守，阳躁于外。小儿肝常有余，容易烦躁、多动难静。

心俞穴

艾灸时要掌握灸时灸量，以免烫伤皮肤。

心俞穴在脊柱区，第5胸椎棘突下，后正中线旁开1.5寸。艾灸心俞穴可宽胸理气，养心安神。

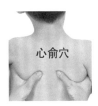

心俞穴

艾灸疗法

- 温和灸。
- 每次灸2~5分钟，每日1次。
- 安心除烦。

内关穴

灸至局部温热舒适，灸处稍有红晕为度。

在前臂前区，从腕横纹向上3横指，两条索状筋之间即是。艾灸内关穴可宽胸理气，养心定神，和胃降逆，缓解心悸、失眠、小儿惊风等。

内关穴

艾灸疗法

- 温和灸。
- 每次灸2~5分钟，每日1次。
- 宁心安神。

太冲穴

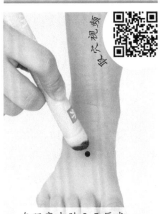

在距离皮肤3~5厘米处施灸。

太冲穴在第1趾骨和第2趾骨结合之前的凹陷中。太冲穴为肝经原穴，有疏肝理气，清肝安神之效，且肝经循行到达头之巅顶，入络脑，故对情志失常有疗效。

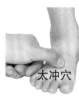

太冲穴

艾灸疗法

- 温和灸。
- 每次灸2~5分钟，每日1次。
- 疏肝理气。

老中医提醒您

小儿肝常有余，容易烦躁，多动难静。艾灸能够帮助小儿调和阴阳，扶助正气，改善小儿多动、注意力不集中的症状。同时注意灸治时间不宜过长，以免小儿多动烫伤。

注重日常生活的调理

1. 保证儿童有规律的生活，培养良好的生活习惯。
2. 发现小儿异常表现，及早进行疏导及治疗，防止改击、破坏等行为发生。
3. 关心呵护小儿，对其行为及学习进行耐心地帮助与训练，及时给予鼓励。

神门穴

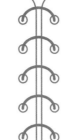

穴位视频

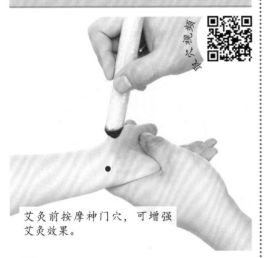

艾灸前按摩神门穴，可增强艾灸效果。

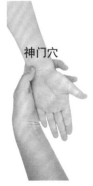

神门穴

伸肘仰掌，用力握拳，在手前臂内侧可触及一条大筋，在大筋内侧远端横纹上即为神门穴。经属手少阴心经，艾灸神门穴可益心安神。

艾灸疗法

- 温和灸。
- 每次灸 2~5 分钟，每日 1 次。
- 宁心安神。

百会穴

穴位视频

注意保持施灸距离，以免烧到头发。

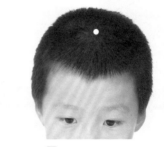

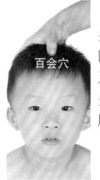

百会穴

在头部，两耳尖与头正中线相交处，按压有凹陷处即是。手足三阳经及督脉阳气在此交会。艾灸百会穴可平肝息风，补脑，安神益智。

艾灸疗法

- 温和灸。
- 每次灸 2~5 分钟，每日 1 次，10 日为 1 疗程。
- 安神定惊。

小儿遗尿

调理膀胱，温肾健脾

小儿遗尿，一般是指 3 岁以上儿童在熟睡时不自主地将小便尿在床上，俗称尿床。轻者可数夜遗尿 1 次，重者可每夜遗尿 1 次或数次。

生活中着凉受冷、惊恐受吓等会引发肾气不足，下元虚寒。而肾气不足就会使膀胱不受控制，导致尿床。脾虚不能固摄，膀胱失约，也会导致排尿无法控制。艾灸可以改善孩子的尿床现象，同时增强体质，恢复正常。

关元穴	气海穴

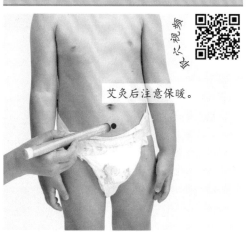

艾灸后注意保暖。

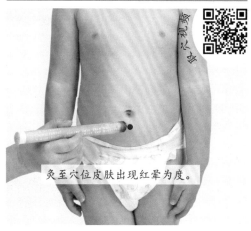

灸至穴位皮肤出现红晕为度。

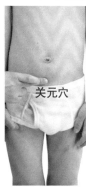

关元穴

关元穴在下腹部，脐中下 3 寸，前正中线上。经属任脉，艾灸关元穴可补肾培元，温阳固脱，主治肾虚气喘、遗尿等症状。

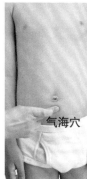

气海穴

气海穴在下腹部，脐中下 1.5 寸，前正中线上。经属任脉，任脉水气在此吸热后气化胀散。艾灸气海穴可补中益气，主治遗尿等症状。

艾灸疗法

- 温和灸。
- 每次灸 2~5 分钟，每日 1 次。
- 温阳固脱。

艾灸疗法

- 温和灸。
- 每次灸 2~5 分钟，每日 1 次。
- 补中益气。

老中医 提醒您

儿童尿床有生理发育上的原因，也与情绪紧张有关。在治疗时，要多给孩子心理安慰，减轻孩子心理负担。孩子精力消耗过多会导致睡得过沉，无法控制排尿，家长应在夜晚督促孩子排尿。

注重日常生活的调理

1. 规范生活习惯，避免患儿白天过度疲劳及精神紧张。
2. 晚间入睡前 2 小时不再饮水和食用含水分较多的食物。
3. 坚持排尿训练，夜间定时唤醒孩子排尿，使其习惯醒时主动排尿。
4. 耐心教育，不体罚，不责骂，帮孩子建立信心，积极配合治疗。

肾俞穴	膀胱俞穴	三阴交穴

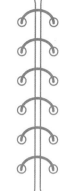

以艾灸时感觉温热、舒适为度，灸后注意保暖。

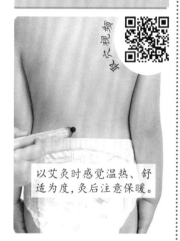

肾俞穴在脊柱区，第 2 腰椎棘突下，后正中线旁开 1.5 寸。艾灸肾俞穴可温肾助阳，生精益髓，主治遗尿等症状。

肾俞穴

艾灸疗法

■ 温和灸。
■ 每次灸 2~5 分钟，每日 1 次。
■ 除寒强身。

注意保持施灸距离，以免烫伤肌肤。

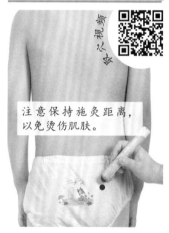

膀胱俞穴在骶部，第 2 骶椎棘突下旁开 2 横指，约平第 2 骶后孔。艾灸膀胱俞穴，可以通利小便，缓解水肿、小便不利、遗尿等症。

膀胱俞穴

艾灸疗法

■ 温和灸。
■ 每次灸 2~5 分钟，每日 1 次。
■ 通利小便。

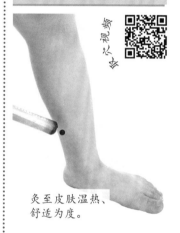

灸至皮肤温热、舒适为度。

在小腿内侧，内踝尖上 3 寸，胫骨内侧缘后际处。三阴交穴有健脾化湿，补益肝肾的作用，可用于泌尿生殖系统疾病，对小儿遗尿有改善作用。

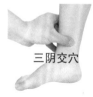

三阴交穴

艾灸疗法

■ 温和灸。
■ 每次灸 2~5 分钟，每日 1 次。
■ 补益肝肾。

图书在版编目（CIP）数据

看视频学艾灸祛寒湿 / 陆亚麟主编 . -- 南京 : 江苏凤凰科学技术出版社 , 2021.01
（汉竹·健康爱家系列）
ISBN 978-7-5713-1308-1

Ⅰ . ①看… Ⅱ . ①陆… Ⅲ . ①艾灸 Ⅳ . ① R245.81

中国版本图书馆 CIP 数据核字 (2020) 第 136892 号

中国健康生活图书实力品牌

看视频学艾灸祛寒湿

主 编	陆亚麟	
编 著	汉 竹	
责任编辑	刘玉锋 黄翠香	
特邀编辑	张 瑜 蒋静丽 姬凤霞	
责任校对	杜秋宁	
责任监制	刘文洋	

出版发行	江苏凤凰科学技术出版社	
出版社地址	南京市湖南路 1 号 A 楼，邮编 : 210009	
出版社网址	http://www.pspress.cn	
印 刷	合肥精艺印刷有限公司	

开 本	720 mm × 1 000 mm 1/16	
印 张	12	
字 数	230 000	
版 次	2021 年 1 月第 1 版	
印 次	2021 年 1 月第 1 次印刷	

标准书号	ISBN 978-7-5713-1308-1	
定 价	35.00 元（附赠 : 四季艾灸保健挂图）	

图书如有印装质量问题，可向我社出版科调换。